ダイエット幻想

やせること、愛されること

磯野真穂 Isono Maho

★――ちくまプリマー新書
336

目次＊Contents

イラスト　はらだ有彩
図版作成　宇都宮三鈴

はじめに

この本をあなたがいま開いているということは、きっとあなたが心のどこかで、「やせたい気持ちとうまく付き合えていないこと」に気づいているからだと思います。付き合えていない理由はきっといろいろでしょう。

もしかしたらあなたは誰もが羨むほどの体型の持ち主なのかもしれません。でも一方で、その体型を維持するための努力に疲れ果ててしまっているのかもしれません。

もしかしたらあなたはメディアで太ったタレントさんがデブネタで笑われるたび、自分のことを言われているような気持ちになり、みぞおちのあたりがきゅっと苦しくなっているぽっちゃりさんかもしれません。もしかしたらダイエットの記録を日々インスタグラムにあげ、それでたくさん「いいね！」をもらっているけれど、その一方で、リバウンドしたらどうしようという怖さをうちに持っているのかもしれません。

いま私たちは、自分らしさとか、個性とか、あなたがあなたでいることを大事にする社会に生きています。でもこの本を手に取ったあなたなら、「そのままのあなた」を評価するような社会に私たちが生きているわけではないことに、すっかり気づいているでしょう。私たちは生まれてから死ぬまでいろいろなことで評価をされます。成績、容姿、学歴、年収、既婚・未婚、子どもの有無など挙げていけばきりがありません。「そのままのあなたがいい」というのは、こうやっていろいろなことで私たちを評価する社会に対抗するためのひとつの考え方にすぎないという側面があります。

この本で取り上げる体型も、私たちがさらされる評価のひとつです。やせれば「かわいくなった」、「きれいになった」と褒められます。素敵な洋服も苦労することなく着ることができます。やせたら初めて告白されたという人だっています。

結婚式の前にダイエットをする人はたくさんいます。でも太ろうとする人はめったにいません。なぜでしょう？　それは私たちひとりひとりが「そのままのあなたでいい」の嘘《うそ》を知っているからです。そのままの体型が丸ごと認められる社会であれば、ダイエットをする人なんてそもそもいないはずですよね。

やせることが現代社会に住まう多くの人々にとって大問題になるのは、それが単に外見の問題ではないからです。あなたがどういう体型であるかは、あなたがどういう人間であるかを判断するための材料にどうしてもなってしまいます。それを暗黙のうちにわかっているからこそ、これだけ多くの人がダイエットに勤《いそ》しむのです。

体重を増やさず成長せよ!

やせることのプレッシャーに一番にさらされるのは、一〇代、二〇代の女性です。やせなさいというプレッシャーが浴びせられる時期と、第二次性徴期を迎え身体が丸みを帯びる時期が重なってしまうため、他者による外見の評価に目を向けざるを得なくなります。

わかりやすいのは恋愛でしょう。好きな人ができれば当然、その人から自分はどう見えるのかが気になります。その人がどんな体型の女性でも受け入れてくれれば問題ないのですが、残念ながらそううまくはいきません。これまで私が聞いた話の中には「身長マイナス一〇〇以上の体重の女子とは付き合えない」と好きな男子に言われたとか、「彼女の体重は五〇キロ以下でないと許せない」と言われ、毎日彼氏の目の前で体重測定をさせられたとか、なんとも痛ましい事例も存在します。おそらくそれを言った男の子たちに悪気はないのでしょう。単なる冗談のつもりかもしれません。でもそれを言われた彼女たちは、何年たってもそれを覚えているのです。

ここまで極端な例は稀《まれ》かもしれませんが、直接言われなくとも、おしゃれをしようと思い、ネットを検索したり、ファッション雑誌を開いたりすれば、ダイエットの話は必ずでてきます。やせてはじめて恋人ができたとか、自分を振った彼氏をやせて見返したという話もメディアに溢《あふ》れています。やせることと恋愛がうまくいくことがセットで語られやすいのが現代社会の特徴です。

それだけではありません。部活の大会や、文化祭で露出の多い服を着るから、そのためにやせないとと思うこともあるかもしれません。そうすれば当然周りの友人の体型と自分のそれを比べてしまいますし、自分の身体は観客からどう見えるかが気になってしまうでしょう。受験のシーズンでストレスが溜《た》まり、気にせず食べていたら太ってしまい、それを親戚のおじさん、おばさんに会うたびに指摘され、ダイエットを始めるというケースもあります。私がシンガポールで摂食障害の調査をしたときは、体型を気にするきっかけとして親戚の言葉が上位に挙がってきました。かれらは親しみを込め、なんの悪気もなく言うのでしょう。でもその悪気のなさが却って厄介です。

思春期とは大人への第一歩を踏み出す時期、つまり自分はどういう存在なのか、他人とどう違うのかを考え始める時期でもあります。それは言い換えると、どういう自分でいたら他人に受け入れてもらえるのかを考え始める時期でもあるでしょう。その時にみんなと同じくらいの体型であること、あるいはそれより少しやせていることは、心地よく過ごすために、他人から受け入れてもらうために、まずやらなければならないことに見えても仕方はありません。やせていると得することは、実際たくさんあるのです。

「やせ」の基準が厳しい国ニッポン

また、やせ願望を考える上でもう一つ目を向けておきたいのが、「やせ」の基準が日本は特に厳しい点です。

たとえば国内の大学生を対象に行われたある調査によると彼女たちが理想と考える体型は約ＢＭＩ18・5。これは普通とやせすぎのボーダーラインですから、なかなかに厳しい数値です。体型は生まれつきある程度決まっており、ぽっちゃり型の人からやせ型の人までいろいろなタイプの人がいますから、みんながみんな、この体型になれるわけではありません。たとえば私の身長は一五五センチなので、BMI18・5になろうとすれば四四キロから四五キロの間に体重を収めないといけません。一方で私の体重は五四〜五五キロです。どういう生活をしていてもこの範囲に収まってくるので、おそらくこれが私にとってのちょうどいい体重なのだと考えています。ですが、一度だけ、体重制限のあるスポーツをやっていた関係で体重を四八キロにまで落としたことがあります。競技のパフォーマンスを落とさず体重を落としていくのはそんなに簡単なことではなく、高タンパク、低脂肪、低糖質の食事でなんとかそこまで落としましたが、これは試合前の計量時に記録すればいい数字であり、キープする必要はありませんでした。

もしこれを維持しようとしたら、私の頭は体重と食べ物のことでかなりが占められるか、あるいは考えるのに疲れ果て毎日同じものを食べ続けることになるかのいずれかになったと思います。加えてBMI18・5になるためにはここからさらに三〜四キロ落とさないといけませんから、苦労は倍増です。仮に四五キロになり、その体重をキープしようとしたら私はそれだけのために相当なお金と時間を使うでしょう。もしかしたら栄養失調でどうかなっていたかもしれません。

他方、このくらいの体型がふつうの人もいます。私の友人には身長が一七二センチ、体重五四キロの女性がおり、ＢＭＩは18・3です。手脚が長く、ついでに顔まで小さいモデル体型なので、見るたびに「いいなあ」と思うのですが、彼女は一切のダイエットをしていません。好きなものを食べて飲んで暮らしていますが、体重はちっとも増えず、仕事が忙しいとやせることすらあるのです。彼女の体型は、もともとご両親がやせ型なのと、家系的にお腹が弱いことが影響しているようです。ストレスがあるとすぐに下してしまうのですが、そうでないときはかなりの快便生活を送られており、一日三回長いうんちが出ることを誇らしげに語っています。そういう人もいるのです。

体型はこのように多様であるはずなのに、日本にはこの多様性が薄く、特にこの一〇年間は、若い女性のやせすぎが問題となっています。いわゆる先進国では珍しく、二〇代女性の五人に一人がＢＭＩ18・5以下の体重です。ところがこんな状況にもかかわらず、やせへのあこがれはとどまるところを知りません。最近は「シンデレラ体重」というのも出てきました。これはおおよそＢＭＩ18の体重を指します。ＳＮＳで「シンデレラ体重」を検索すると、これを目指して頑張る女性のコメントが多く出てきますが、イギリスで作られた栄養失調を測るためのＭＵＳＴというツールに従うと、ＢＭＩ18・5以下は立派な栄養失調の指標のひとつです。つまりＢＭＩ18は、ガラスの靴を履いて運命の王子様に出会える体重ではなく、王子様に会う前に行き倒れかねない体重といえるでしょう。そんな「栄養失調体重」に多くの若い女性があこがれる現状は危険以外の何物でもありません。

　太っていることの問題はいろいろなところで語られますが、やせによる健康被害もたくさんあることはあまり知られていません。骨粗鬆症《こつそしょうしょう》、妊娠時の胎児への悪影響、不妊症のリスク増大の可能性はすでに指摘されており、そればかりでなく濃い体毛、ウエストとお尻のない寸胴のような幼児体型、内臓を支える組織が弱くなり下腹部がぽっこりでてしまうという見た目への悪影響も考えられます。

　しかしこのような身体への悪影響を知ってもなお、「やせたい」という気持ちを捨てることは難しいと思います。一番長生きで健康的な体重はＢＭＩ22であるとか、海外の研究ではBMI25〜30とかいう結果もありますが、いまのBMI20の体を捨ててBMI22、ましてや25になりたいという人はほとんどいないはずです。むしろみなさんが知りたいのは、「やせていながら健康を保つことのできる、ぎりぎりの体重はどこか？」ではないでしょうか。

やせ願望は、当初若い女性だけに見られたものでした。しかし時代が下るにつれ、これは性別、世代に関係なくみられる人々の願望となっています。幼稚園生からおじいちゃん、おばあちゃんまで皆がやせ願望を抱き、健康のためという大義名分を掲げつつ、でも本当はやせてかっこよくなった、きれいになったと言われたいという想いを秘めながら、ダイエットに今日も勤しみます。どうして私たちはそのように考えてしまうのでしょう。身体になんらかの害が出る可能性があるのに、やせを追求するのはなぜなのでしょう。「やせ」はなぜ私たちの心をこうも捉えて離さないのでしょう。

私は文化人類学者です。したがって、やせの健康被害や、やせたい人の心理的な問題を細かく指摘するとか、栄養学的に「正しい」食べ方を提示するといった、医学的、心理学的、栄養学的なアプローチはここでは使いません。そうではなく「やせたい」をみんながどうしようもなく持ってしまう気持ちとしてこの本をスタートさせたいと思います。「あなたのここを変えましょう」、「あなたにはこんな知識が足りません」ではなく、やせたいという気持ちの輪郭と中身を、承認欲求との関係、ジェンダーとの絡み、さらには世界にあるさまざまな理想体型や、理想体型の歴史的変遷をお見せすることで明らかにしてみたいと思います。

おそらくこの本を読み進める中で、「やせたい」という気持ちが、皆さんの心のうちから自然に出てくるものではなく、「やせたい」と思わされている側面があることに気づくと思います。それに気づいたとき、なぜ皆さんが「やせたい」と思うのか、体重に追われることにどうして疲れてしまうのか、その理由が見えてくるでしょう。

この本はあなたのやせたい気持ちを否定するものではありません。そうではなくやせたい気持ちとうまく付き合う方法を考えるための本です。ダイエットに疲れたあなたが、あなたの中のやせたい気持ちと良い距離感を保ってくらせるようになるのなら、著者としてこんなに嬉《うれ》しいことはありません。

第一章　やせたいのか、やせたいと思わされているのか？

私が初めて「やせたいな」と思ったのは中学生の時です。いまやったら大問題になりそうですが、当時の身体測定は、男女別に部屋を分け、生徒をそれぞれ名簿順に並ばせた後、保健の先生が体重を大きな声で読み上げており、私はそれが嫌で仕方ありませんでした。その頃の私の身長は一五五センチに少し足りないくらい。クラスの中では六番目か、七番目の身長でしたが、体重はもうすぐ五〇キロに差し掛かりそう。「こんなに小さいのに体重が五〇キロあるなんて恥ずかしい」と思っていたのです。当時の写真を見返しても全く太っておらず、なぜそう思ったのかはよく覚えていないのですが、とにかく五〇キロは絶対にダメな体重と思っていました。

後で調べてみてわかったのですが、私が中学生になった九〇年代は、女性に対するやせ礼賛《らいさん》の風潮が社会に浸透した頃でした。いまでも記憶に残っているのは、（たぶん）和田アキ子さんが司会をしていた夜の特番です。太った女性たち数人がサウナスーツを着て、必死に運動をしていました。プログラムをさぼったり、エクササイズを真剣にやらなかったりする参加者には、トレーナーから叱咤《しった》激励の声が浴びせられます。彼女たちがなぜそこまでしてやせようとしていたのかは覚えていません。ですが、「やせることと、やせようとすることは素晴らしい。一方、やせられないのは努力のできない、だめな人たち」というメッセージをその番組からはっきり受け取ったことは確かです。

もう一つ覚えているのは、友人とその母親が遊びに来ていた時の出来事です。私と彼女はいつも通り一緒に遊んだ後、母親二人がお茶をしている居間に合流しました。その時、話題はなぜか体重の話になり、いきなり友人が「うちのお母さんの体重は○キロ！」と体重を公開したのです。友人の母は、慌てふためき、顔が真っ赤になりました。明らかに自分の体重は他人《ひと》に知らせるようなじゅうぶんに「軽い」ものではないという態度です。私はその体重を聞いても何も思いませんでしたが、その姿を見る中で、「重いことはどうやら恥ずかしいらしい」というのを学んだのです。

初めてやせたいと思ったのはいつですか？

冒頭のエピソードと重なるデータが、二〇一六年から行っている、「からだのシューレ」のアンケート結果から出ています。「からだのシューレ」とは、身体と食べ物を、社会とのつながりから考えるためのワークショップです。これまでに二二回開催され、私のほかに、元摂食障害の当事者で、摂食障害の啓発活動を行っている編集者の林利香さん、管理栄養士の鈴木真美さん、プラスサイズモデルの吉野なおさんがいらっしゃいます。

シューレでは、「初めてやせたいと思ったのはいつか」、「なぜやせたいと思ったのか」という二つのシンプルな質問をしており、ご来場くださった女性一六一名（第一回〜一一回の合計）の回答を見ると、初めて「やせたい」と思った時期は、小学校高学年から中学までに集中します。つまり第二次性徴期を迎え、身体が丸みを帯びてくるその時期に、その成長を抑えるような気持ちが生まれているのです。ちなみに男性参加者は一八名しかいないのでほとんど参考にはなりませんが、全員大学卒業以降でした。

なぜこの時期に彼女たちはやせたいと思ったのでしょう。「なぜやせたいと思いましたか」についての回答を分類すると、そのきっかけの六五％を占めたのが、「比較」でした。この内訳をさらに細分化すると、①他者からのコメント、②自分で自分を比較する、③他人による他人の体型指摘、④洋服のサイズ、という分類が得られたので、それぞれの中身を簡単にご紹介します。

①他者からのコメント

ここに入るのは、「すごい太ったね」、「もう少しやせなよ」などの他者からの言葉です。これらコメントを「比較」としたのは、そう言ってくるかれらの頭の中に、過去の彼女たちの体型や、彼女たちよりもっとやせている他者のイメージがあり、それらとの比較の上でこれらの言葉が発せられているからです。男の子から「デブ」とからかわれ続けた、部活の顧問の先生からしきりにやせるように言われたといった経験もここに入ります。

②自分で自分を比較する

これは文字通り、自分自身の中での比較です。以前よりも体重が増えた、写真を撮ったら友人より太っていた、鏡に映った姿を見たら自分が一番太っていると思った、そのような出来事が含まれます。

③他人による他人の体型の指摘

これは友人との会話の中で、「〇〇ちゃん、太っているよね」とか、「女の子は五〇キロ以下でいてほしい」といった会話を耳にすることです。これらのコメントは、直接自分に向けられてはいませんが、社会の中でどのような体型がネガティブな評価を受けるのかを学ぶ機会として働きます。

④洋服のサイズ

最後のカテゴリーは洋服です。着たい服が入らない、やせていないとおしゃれに見えないといったことが理由です。着てみたい洋服と自分の体型を重ねるので、これも比較のひとつです。

女性一六一名へのアンケートで、「生まれたときからやせたいと思っていた」と回答した人はひとりもいません。この結果から明らかなのは、「やせたい気持ち」が成長の過程で現れ、しかもその多くが他人と自分を見比べたときに現れているということです。

でも、なぜ比較をし、その上で体型を変えようと思うのでしょう？　隣の子のボールペンが、自分のボールペンより細かったとしても、もっと細いボールペンを買おうとは思いません。私は左利きですが、周りが右利きだからといって変えようと思ったことはありません。違いに気づくだけでは、変化のモチベーションは高まらないのです。

人が比較の上で何かを変えようと思った時、その背後には何らかの価値観があります。この場合のそれは、やせている方が素敵であるという、社会に共有された価値観です。私たちは成長の過程でこれを学び、その学びが「もっとやせなよ」といったアドバイス、「デブ」という罵り、あるいは「やせたい」という気持ちにつながります。

このような考えを目新しいと思う方もいるかもしれませんが、私たちのふるまいや、考え、嗜好《しこう》、さらには感覚や感情までも学習によって生まれてくると考える文化人類学において、これはごく一般的な人間の理解の方法です。

たとえば伝統的なポリネシアの社会では、女性がおっぱいを人前にさらすことはわいせつでもなんでもない一方、太ももを人前にさらすことは大変に恥ずかしいという考えがかつては存在しました。それればかりでなく、おっぱいに性的な魅力を感じるのは子どもだけで、大人になったらそんなところに魅力は感じないという見方もあったとか。

恥じらいや性的な興奮は、自分の意志とは関係なく生まれてくるどうにもあらがえないもののように思えます。ですが、そんな気持ちの中にすら、それぞれの文化が持つ価値観が滑り込むのです。

とはいえ、「その気持ちはほんとうは外から来たものなんです、なんて言われてもどうしようもない。私のやせたい気持ちは変わらない」という人もいると思います。誤解しないでほしいのですが、私はみなさんのそのような気持ちを否定したいわけではありません。また「やせたい」と思うことがよくないというつもりもありません。ただ私たちは、「朝から晩まで体重のことしか考えられない」、「太ることが怖くて、楽しく食事もできない」といったように、「やせたい」という気持ちにしばしばがんじがらめになることがあります。私はこのような人たちに、《「やせたい」と思わせる環境から逃げればいい》というメッセージを送りたいのですが、**気持ちを自分だけのものだと思いすぎると、私たちをとりまく世界が、私たちの気持ちを作っているという事実に気づきにくくなり、逃げるという選択肢**がみえにくくなります。ですから私は、そのような状態を解きほぐすための一つの方策として、「やせたい」気持ちの構造を、私たちと世界との関わりから見ていきたいのです。

大人になるための傷

とはいえ、現代社会において「やせたい」気持ちは呼吸することと同じくらい、しぜんに出てきてしまう気持ちです。この気持ちを自分と切り離して考えることはとても難しいといえるでしょう。したがってここでは、私たちとはまったく違う価値体系を持つ社会の身体変工を通じて、「やせたい」気持ちを考えてゆきます。

かなり大雑把な分け方ですが、文化人類学者が集めた数多くの事例から、世界には、子どもから大人への移行を「変身」と捉える社会と、「成長」と捉える社会があることが知られています。ここでは便宜上、前者を「変身社会」、後者を「成長社会」と呼びましょう。変身社会では、子どもから大人への移行は一気に起こります。昨日までは子どもだったのに、今日からは大人というような急激な移行です。一方、成長社会では、その変化はゆるやかで、子どもから大人への移行には数年の時を必要とします。

私たちの社会は後者に属するので、変身社会の在り方は想像がつきにくいでしょう。ですが変身社会は決して珍しい社会体系ではありません。そして変身社会では、子どもから大人への移行の際に、見かけそのものを変えてしまうことがよく起こるのです。文字通りの「変身」です。

たとえば文化人類学者の中で知らない人はおそらくいないだろう、ヌアーという民族がいます。このヌアーの成人男性の頭には、そこをぐるっと一周する三本の線が刻み込まれており、これはかれらが子どもから大人になる際に付けられます。その傷は大変深く、場合によっては、頭蓋骨にまでその跡が残っている場合もあるのだとか。ヌアーの場合、何歳から大人になると決められているわけではありませんが、男の子は大人になる準備ができたと感じたとき、周りの大人にそれを告げ、大人になるための儀式を受けます。その際かれらは地面に寝転がり、麻酔も何もない状態で、カミソリらしき刃物を持った成人男性から三本の傷をつけるための施術を受けるのです。私はその儀式が実際に行われる際の映像を持っているのですが、未《いま》だ年端もいかない男の子が血だらけになりながら、必死に痛みに耐える姿は、なかなかにキツいものがあります。ですがこの傷こそがかれらを大人にするという現実を踏まえると、頭ごなしに否定することはできません。

ヌアーのような施術はないものの、日本もかつては変身社会でした。時代劇などで髪型を変えたり、名前を変えたりする元服のシーン、ジブリ映画『かぐや姫の物語』で主人公のかぐや姫がお歯黒を塗り、眉を抜かれているシーンを覚えている方はいませんか。血は流れていませんがこれもヌアーと同じです。「大人のしるし」をまとうことで、初めて子どもは大人になるのです。

ヌアーの少年やかつて元服を受けた日本の子どもたちが、自分の見かけを変えることについてどう思っていたかはわかりません。ですが、やせていることを条件反射的に素敵だと思ってしまう私たちのように、かれらも社会の価値観を内面化し、三本の傷を頭に持った大人にあこがれたり、引き眉をした女性にあこがれたりしていたのではないでしょうか。なぜならそのようなしるしを身体にまとった個人こそが、その社会では立派な大人として承認されるからです。

美しさのための痛み

今度は、女性の美しさと密接にかかわる身体変工の事例を紹介します。知っている方も多いと思いますが、ここで紹介したいのは纏足《てんそく》です。纏足とは、大人になってからも子どものような足でいるために、三、四歳から足を布で縛って成長を止めてしまう一〇世紀ごろに中国の漢族を中心にはじまった風習です。具体的には、親指を除く、足の指を足の裏側に向けて折り曲げ、布で縛ります。他方、足はそれに逆らってどんどん成長しようとしますから、成長に伴いよりきつく縛らないとならず足の甲のいくつかの関節を脱臼させてまで、小ささを保つ場合もあったそうです。こんな風にしたら足に激痛が走り、それればかりか腫れたり、出血したり、化膿したりすることも日常茶飯事になるため、纏足は治療をしながら行われました。またそんな小さい足のまま大人になったら当然うまく歩けません。実際纏足をした女性は、杖《つえ》を突いて歩いたり、背負ってもらって移動したりしており、誰も見ていない時には四つん這《ば》いで移動していたという報告もあるそうです。

なぜ当時の漢族女性はこんなことを行ったのでしょう。その理由は、幼児のような小さい足であることがこの頃の中国では美しいと思われていたからです。小さい足の女性とセックスをすると、男性がより気持ちいいという考えもありました。条件の良い結婚が将来の幸せに直結すると考えられていた時代、美しいこと、言い換えると、性的に魅力的であると男性に認められることは、大変に重要なことでした。だからこそ纏足の施術を受け持ったのは、そのことの重要性を知っている年配の女性だったのでしょう。

纏足は、清王朝の頃から禁止令が出されるようになりますが、それでもなお纏足をし続けた女性は多かったといいます。美しさの規範がいったん個人の中に内面化されると、たとえその規範が変わったとしても、それを変化させることは容易ではありません。纏足によって幸せを手に入れたと感じる女性であればあるほど、纏足を手放すことは難しかったことが予想されます。

纏足とハイヒール

さて、ヌアーの傷や纏足の話を聞けば、自分は絶対にそんなことはしたくない、その時代や地域に生まれなくてよかったと思うでしょう。ですが、現代社会に生きる私たちは、ヌアーや漢民族のように、大人になるため、あるいは美しくなるために身体を傷つけたり、身体に鞭《むち》打つことはないのでしょうか。私たちのありふれた日常を見ると、決してそんなことはないことがわかります。

左の図を見て下さい。これは文化人類学者の吉岡郁夫さんによる『身体の文化人類学』（雄山閣出版）からの抜粋で、纏足のレントゲン写真です。ハイヒールによく似ていませんか？　足の甲を高くして足を小さく見せる。その意味で、纏足は足そのものをハイヒールにしているともいえるのです。足が痛くてたまらなくなったり、豆ができたりとい

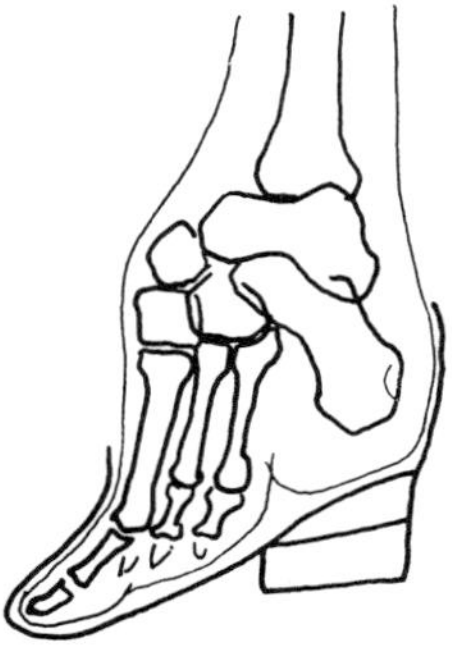

足ごとハイヒールになる纏足
出典：吉岡郁夫『身体の文化人類学』

ったことは、「ハイヒールあるある」だと思いますが、そういう経験を通じて、ヒールを履いても全然平気になるような足を女性は作り上げていきます。ハイキングをしたり、ジョギングをしたり、スポーツをしたりするときにハイヒールを履く人はまずいないことから、ハイヒールがそんなに足に優しい靴ではないことは皆が知っているはずです。しかしそれでも脚のラインが綺麗《きれい》に見えたり、背が高く見えたりといった理由からハイヒールを選ぶのです。

ここでは外見を変える身体変工に注目しましたが、見かけをふるまいにまで拡張させれば、似たような事例はもっとあります。寝坊をしたら朝ご飯を抜いて会社に駆けつける、仕事を終わらせるためへとへとなのに長時間の残業をする。こういうふるまいもよくよく考えれば健康に悪いでしょう。ゆっくりと時間をとって朝ご飯を食べ、定時で帰った方が身体にやさしいことは明白です。でもきちんとした社会人でありたい、という思いが身体に鞭打つことを優先させるのです。**人は社会的にきちんとした「何か」として認められるためなら進んで健康を犠牲にします。**

ヌアーの少年たちが頭の周りに刻む三本の傷、漢族の女性の纏足、そして現代のハイ

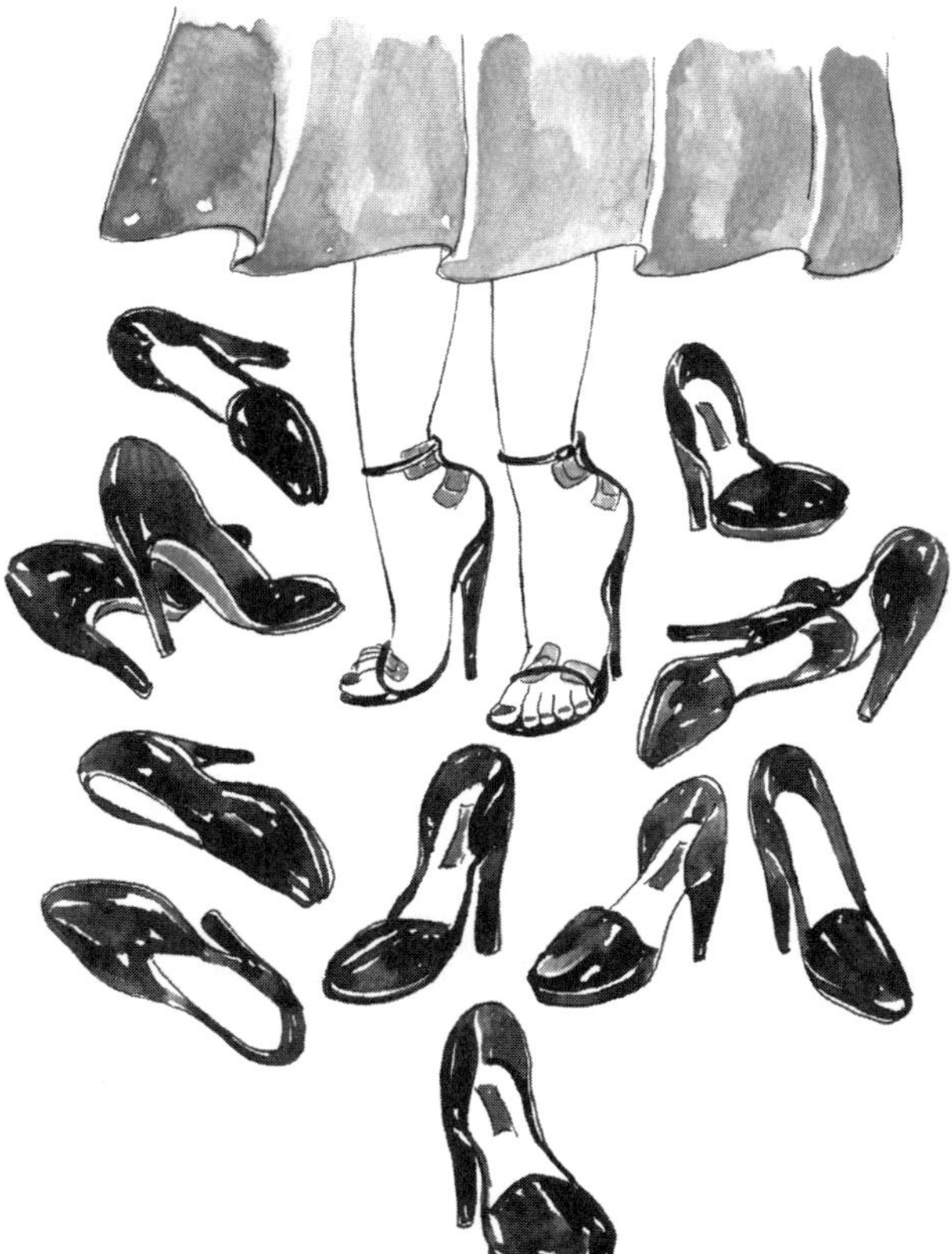

ヒールに比べると、ダイエットは頭を傷つけるカミソリや、足を窮屈な形に止める布や靴といった外側からの圧力がないためまだましに見えるかもしれません。しかし、やせていた方がいい、太っているのは自己管理ができないからであるといった呼び声のなかでダイエットが始まり、その結果生活に支障が生じた場合、そのダイエットは頭の傷や纏足と何が違うのでしょう。

私たちは、常に世界と交わりながら生きています。そしてその世界から、こうした方が良い人生を送ることができると様々な形で呼びかけられ、それに囲まれて生きていくうちに、その呼びかけをいつしか自分の内側からの呼びかけと考えるようになります。

みなさんの中の「やせたい」という気持ち。それはどんな呼びかけの中から生まれてきたのでしょうか？

第二章　人に認めてもらいたい

第一章は、「やりたいと思うことは、やらされているのかもしれない」という問いを掲げつつ、人間が社会の価値観に沿って、時には血を流したり、痛みに耐えたりしながら身体を変えること、そしてそれは皆さんの「やせたい」気持ちにもつながることを示しました。

その結果明らかになったのは、「人に嫌われたくない」、「コミュニティの中でおかしな形で目立ちたくない」、「でも周りから叩《たた》かれない程度には傑出したい」という、人であれば誰しも持つ気持ちが、私たちをさまざまな身体変工に向かわせているという事実であり、これは一言でいうと、「承認欲求」にかかわる問題です。

生まれた時、私たちは名を授けられ、誰かに育ててもらわなければなりません。言い換えると、他の誰かに保護者になってもらい、その人に自分の子どもであると承認してもらう必要があるのです。この承認の問題はいつまでも付きまとい、保育園に行くにも、その資格があると誰かに承認してもらわねばなりませんし、友人関係を作る際も――書面上の契約はもちろんありませんが――自分ではない誰かから友人であると承認をしてもらう必要があります。このように人間は生きていく上で常に誰かの承認を必要とするため、承認欲求はあって当然の願望なのですが、この欲求にあまりいい顔をしないのも私たちの社会です。

承認欲求がありすぎるとみなされるや否や、自意識過剰といった形で批判されたり、ひどい場合はメンタル系の疾患と結び付けられたりもします。**あって当然の願望なのに、それを押さえつける力も同時に働く。**これが承認欲求の難しさです。

その結果、「私は誰かに認めてもらいたい、褒めてもらいたいなんて思っていない。私は私のやりたいことをやっているだけで、それが誰かの役に立てばそれでいい」という身振りを、少なくとも見かけ上できる人が、社会的に認められやすくなります。

承認欲求を抑え込む力が働く理由は、皆が自分のことばかり考えていると、共存そのものが不可能になってしまうという事実に尽きるでしょう。そのために人間は、承認欲求にブレーキをかけることのできる価値観を共有するのです。

承認欲求に対するブレーキは、時代、地域を問わず、ほぼ普遍的にみられますが、「自分らしさ」や、「個性」に価値を置く現代社会の特徴が承認の問題を少々複雑にしています。まず自分らしさを讃《たた》える私たちの社会では、他人からどういわれても、自分の道を突き進み、社会的な成功をおさめた人がもてはやされます。他人はどうでもいいのですから、これは一見承認欲求とは真逆の価値観のようにみえます。なぜならそこには他人と切り離されたかけがえのない《わたし》を見つけることへの羨望が見えるからです。

ですが、これこそが現代社会における「自分らしさ」の罠《わな》です。この社会は、承認欲求を否定しつつ、一方でそれを加速させるような構造をとっているため、皆さんが自分らしさや個性を探せば探すほど、他人と自分との無限比較に陥って、満たされない承認欲求に苦しむ可能性が高くなります。これはいったいどういうことなのでしょう。

無限比較に陥りやすい自分探し

あなたが「自分らしさ」とか、「個性」とかいった言葉を思い浮かべる時、「唯一無二のかけがえのない、どこかに存在する《わたし》」という存在を皆さんは思い浮かべるはずです。学生であるとか、長女であるとか、課長であるとか、新入社員であるとか、そういう社会的役割をすべて取り払った時に現れる《わたし》です。ですが、この唯一無二の《わたし》探しこそが、他者との終わりなき比較の一歩になり得ます。

わかりやすいのは就職活動です。就活生は、短い時間で自分の個性をアピールするため、何度も何度も自己分析を行います。するとまわりと自分を比較し、「他者と比べて優れているところは何か」という問いを立てざるを得なくなります。個性という、かけがえのない《わたし》を探していたはずなのに、そのかけがえのない《わたし》は、同期を横一列に並べ、就職に有利とされるさまざまな資質の中で、頭一つ自分が抜け出たところに存在することになります。加えて就職活動の場合、個性を発見するだけでなく、それを面接官に認めてもらうスキルも必要です。つまり①他より優れているアピールポイントを個性として発掘し、②それを面接官に伝え、そうだと思ってもらう、というステップが就職活動における自分探しの最終的なゴールになるのです。

この二つのステップの双方に、他者が入っていることに気づいたのでしょうか。「自な理由によります。

分探し」が《わたし》を見つめる作業ではなく、他人と《わたし》を比べたうえで、《わたし》が望む形で他人に認めてもらうことを求める作業になりやすいのはこのよう

《わたし》は他人に呼びかけられることで始まる

就活は特別な場面であって、そんなものを自分探しの例にされても困る、という方もいらっしゃるかもしれません。ですが私が就活の例で示したいのは、哲学者の鷲田《わしだ》清一さんが指摘する《わたし》は、**自分と異なる他人に呼びかけられることで始まる**という、自分についての本質的な事実です。

思考実験をしてみましょう。無人島に住んでいることを想像してください。食べ物も十分にあり、気候も穏やかで生活するには全く困りません。そしてあなたは生まれたときからその島におり、生活の仕方をしぜんに身に付けました。ですが住民はあなた一人だけです。その時、あなたは《わたし》として存在しているでしょうか？　おそらくあなたは名前を持つ必要も、呼びかけられる必要も感じません。ゆえに、自分らしさとい

ったものを探す必要性もありません。なぜならあなたのほかに誰もいないからです。ところがある日、あなたは今まで一度も会ったことのない、もう一人の人間に遭遇します。そしてあなたはその人と奪い合ったり、殺し合ったりしないよう、お互いのテリトリーを守りながら、うまく生活をしていこうと決めました。すると何が起こるのか？　まず必要なのは、自分と異なる相手に名前を付ける作業です。次にいったい相手はどのような人物かを探る作業も必要となるでしょう。それはひるがえって、自分はどのような人物かを探る作業にもつながります。

もうおわかりですね。**《わたし》は自分の中ではなく、他者との差異の中に存在しているのです。《わたし》と異なる他者が《わたし》を存在させており、他者とは違う《わたし》が他者を存在させています。**だからこそ自分探しを始めると、それまで以上に他者に呼びかけてほしくなります。自分探しとは、他者と自分を比較し、自分の望む形で相手が自分を呼びかけてくれるよう、他者に合図を送る作業でもあるのです。

自分のことは心地よく呼ばれたい

自分の名前がちょっとでも間違えられると訂正したい気持ちになりませんか？　私もそうです。私の名前は「真穂」なのですが「真帆」の方が一般的なので、こう書かれるときがしばしばあります。自動変換ミスの可能性もあるので一、二回は静観しているのですが、それでも続くと、「実は私の名前は『真穂』です」と訂正してしまいます。すると相手からは「大変な失礼をしてしまいました」と謝罪が来ます。

これは学生もそうです。たとえば荻原（おぎわら）さんのことを間違えて萩原（はぎわら）さんと呼んでしまったとします。するとどんなにおとなしい学生でも「荻原です」と即座に訂正します。私もすぐに謝ります。これはありふれた日々のできごとですが、考えてみると不思議です。たとえば真穂を真帆と書いたところで、仕事には何の影響もありません。もちろん公の書類におけるこのようなミスは、住民票と一致しないといった問題が起こりえますが、そんなことを想定し、私は訂正しているわけではありません。**単に心地が悪いだけ**なのです。萩原さんと呼ばれた静かな学生もそうです。自分のことを呼ばれているのは百も承知だし、それで欠席にならないこともわかっています。

萩原のまま講義を受けることもできるのです。でもそれでも訂正したいのが名前です。そして不思議なことのもう一つ。それは名前を呼び間違えてはいけないことを、相手もわかっているということです。「荻原でも、萩原でも同じでしょ」と、私が学生に言うことは許されません。それは大変に失礼なことであり、そのことは誰に教えられたわけでもなく、みんなが「わかって」いるのです。私たちは他者に心地よい形で呼びかけられたい。名前に関する訂正と謝罪は、私たち皆が持っている欲望を表しているといえるでしょう。

脅威の源泉としての他者、生の味わいの源泉としての他者

話をさらに進めるため、社会学者の菅野仁《かんのひとし》さんがお書きになったロングセラー『友だち幻想』（ちくまプリマー新書）にある「脅威の源泉としての他者」、「生の味わいの源泉としての他者」という二つの言葉を導入しましょう。この二つにより菅野さんは、〈自分を傷つける可能性を持った存在でありながら、同時に生きていることの喜びを感じさせる存在〉が他者であることを説明します。他者がこのような存在であることは、皆さ

んの経験の中ですでに明らかでしょう。他者は時に心地よく、時に非常に不都合な存在だからです。

さて他者のこの二つの側面を、「私たちは他者に呼びかけられることで存在する」という事実、および「私たちは他者に心地よく呼びかけられたい」という欲望と組み合わせてみたいと思います。すると、私たちは他者に心地よく呼びかけられたいけれど、他者は、私たちを心地よく呼んでくれるとは限らないという厄介な事実が見えてきます。

例えば、あなたが何かの集まりで勇気を振り絞って意見を言った時、そこにいた友人が「ああいう場で自分の意見をはっきり言えるってかっこいい。尊敬する！」と言ってくれたとします。あなたは他者から心地よい形で呼んでもらうことができました。この時、他者はあなたにとっての「生の味わいの源泉」です。他方、「何かっこつけてるの？プライド高いの見え見え、マジキモい」と言われたらどうでしょう。表で平静を装っていても、どんぞこに突き落とされたような気分になるはずです。あなたは、あなたが望む形で呼びかけられることができませんでした。この時の他者は、「脅威の源泉」です。

この場合、あなたはどのようにふるまうでしょう。名前の呼び間違えであれば訂正が可能です。名前には「1＋1＝2」のような絶対解があるので間違いを訂正すれば、相手もそれを認めて謝罪します。ところがあなたの人間性は状況によって判断が変わる相対的なものです。言い換えると、あなただけでなく、相手もそれを判断することができる。しかも相手の判断の方が時には正しいという共通認識まで存在します。したがって自分の身振りに対する、他者の居心地悪い呼びかけは、常に訂正可能ではありません。それればかりでなく、訂正をしたら「自分のダメなところをそうやって認めないから嫌われるんだ」といった形で、さらに望まない反撃を受けたり、相手が政治力のある人であれば、「あの子のああいうところ嫌だよね」という形で、その意見が共有され、事態はもっと悪くなったりする可能性もあります。したがって、あなたがこの可能性を重く見たのなら、あなたはそのような場で意見を言うのをやめるでしょう。これ以上続けると、また居心地の悪い形で他者から呼びかけられるかもしれないからです。こうしてあなたは、他者の呼びかけに答える形で、自分自身を変えてゆきます。

自分のあり方が他者の呼びかけによって変化する事実を踏まえると、成長というのは、目上の人のアドバイスに合わせ、脅威の源泉である他者に馬鹿にされないよう、自分を

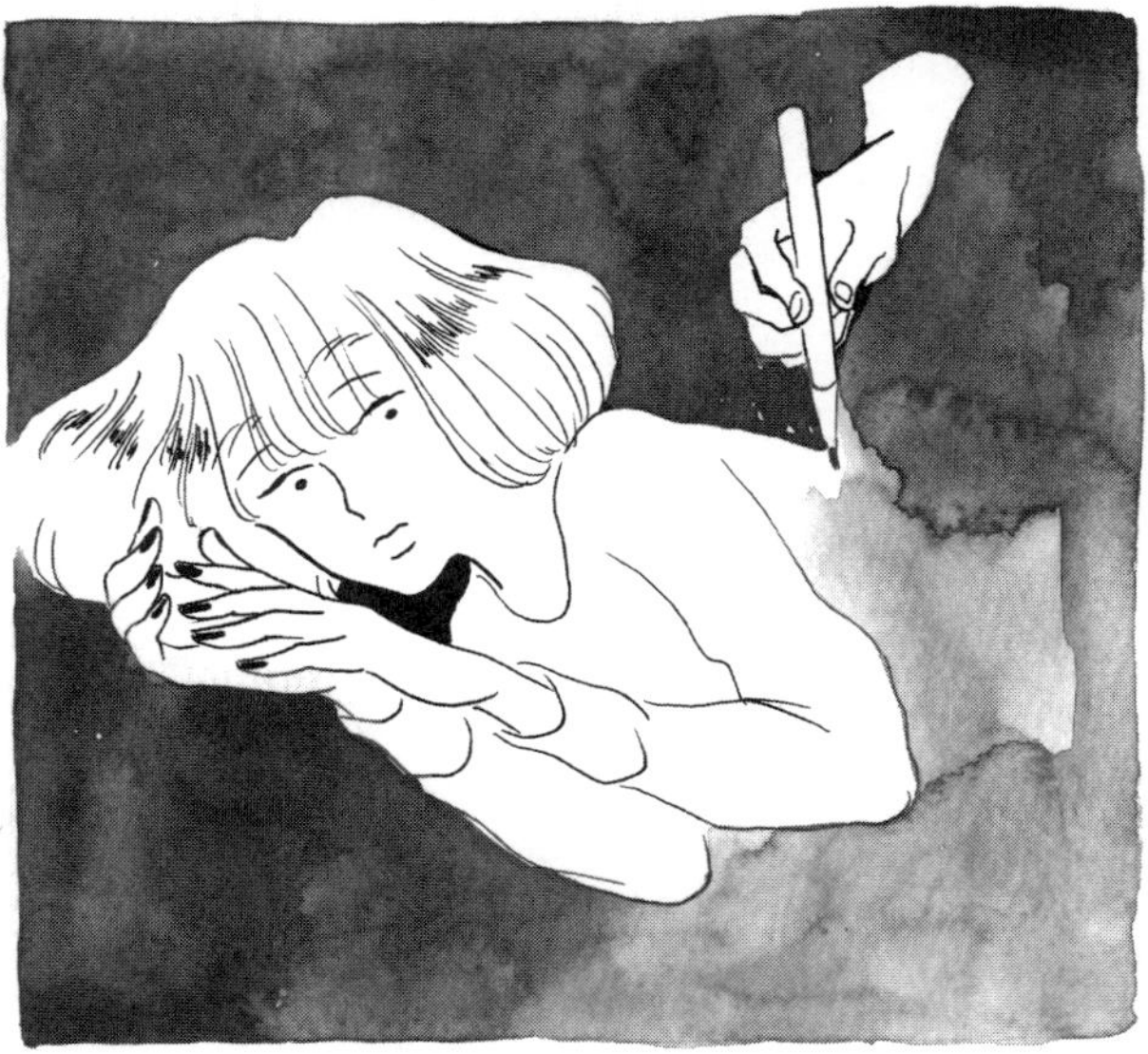

作り変えていく作業と言ってもいいかもしれません。

たとえば私は大学生向けの文化人類学のクラスでジェンダーを扱う時、「〈男だから〇〇しなさい〉、〈女だから〇〇しなさい〉と言われ嫌だったことは何ですか?」という質問をするのですが、男性部門の一位に必ず輝くのは「男なら泣くな」です。女性は感情的で、男性は理性的であると言われたりしますが、この「男なら泣くな」が女より理性的に見える男を作り、「女だから泣いてもいい」というその裏に隠れた規範が、感情的に見える女を作っている可能性は高いでしょう。もちろん泣き上戸《じょうご》の男性もおり、テレビを見ていると、それがある種の売りになっている場合があります。でもこれは、「男は泣かない」という規範が共有されているからこそ成立するのです。

成長することと、コミュニティの中で承認されるようになることは大きくかかわっています。「(他人のことなんて)気にするな」というアドバイスは、悩んでいる人に向けられる常套《じょうとう》のアドバイスですが、他者が《わたし》を存在させ、そして、その他者に承認されることで《わたし》は生きていけるという事実が存在する以上、気にしないというのは、かなりの高等技術です。

やせることの心地よさ

やせるというのは、他者からの呼びかけを心地よい形に変えるための手っ取り早い戦略です。しかも比較的短期間に、大したお金もかからずに確実な効果が期待できます。

たとえば「からだのシューレ」に参加してくださった二五歳の絢香《あやか》さん（仮名）は、中学一年生の時、好きな人の体重が自分より軽いことを知りダイエットを始め、二カ月で七キロの減量に成功します。すると周りの友人が絢香さんをほめ出し、カースト上位の女子からは突然話しかけられるようになり、おまけに彼氏もできました。絢香さんはこのことがとても嬉《うれ》しかったといいます。

やせたら周りの態度が突然変わる、というのは私たちの社会ではよくある光景ですが、よく考えると不思議です。絢香さんは二カ月の間に七キロ体重を落とした「だけ」なのです。オリンピックで金メダルを取ったわけでも、性格が突然変わったわけでもありません。単に軽くなった「だけ」。でもたったそれだけのことが他者からの呼びかけを一変させます。

その意味で、自信のない時にダイエットをしてみるというのは、自分の人生を心地よくするための手軽な方法といえるでしょう。重さをコントロールするだけで人生が楽しくなるのなら、やらない手はありません。ですが私が懸念しているのは、この手軽さと引き換えに、みなさんの身体が他者からの声で満たされてしまうことです。他者から「やせたね」、「かわいくなったね」と言われて嬉しくなり、やせることによって友人関係が良好になって、さらには恋人までできる。そういう形で自分自身を立て直すと、その他者からの呼びかけがないと今度は不安になってしまいます。自分がどう思うか、自分がどう感じるかではなく、他者の評価が自分自身の寄って立つところになっていくのです。

私はこのことを、《自分の身体が他者からの呼び声で満たされる》というふうに捉えます。そして、この状態に長期間浸《つ》かっていると、自分が何に心地よいと思うのか、何をやっていたら嬉しいのか、どんな人といると幸せなのか、何が食べたいのか、いつお腹がいっぱいなのかといった、小さな子どもなら簡単に見極めがつくようなことが、さっぱりわからなくなってしまいます。お腹が空いたという感覚に従って食べたら、また太るかもしれません。太ったら居心地の悪い声がまた飛んでくる可能性があります。だからこそあなたは必死で体重をキープしようとします。生理が止まるかもしれませんが、それよりも、せっかく手に入れた《生の味わい》が《脅威》に変わることの方が怖いのです。これに拍車がかかると、周りの誰よりもやせていないと気が済まなくなり、誰よりもやせていることだけが自分の自信になります。すると今度は他者の声ではなく、数字で身体が満たされます。頭の中は今日の体重と、今日摂取した糖質量やカロリーでいっぱいになり、今度は世界から他者が消えるのです。

私はこれまでの摂食障害の調査の中でこのサイクルにはまってしまい、抜け出すことに大変苦労をした多くの人に出会ってきました。そして、その人たちがやせることにはまったきっかけは「やせたらみんなが褒めてくれた」という小さな体験であることがほとんどです。第一章で紹介したように人は人から認められるためなら自分の身体を傷つけたり、多少の無理をすることは厭《いと》いませんから、ダイエット自体をやめた方がいいと言うつもりはありません。ですがダイエットをするときは、自分の身体が他者の声で満たされない程度にとどめてほしいと思うのです。

自分が他者に呼びかけられることで始まるという事実を認めつつ、でも自分の身体が他者の声で満たされないようにするには一体どうしたらいいのか。この矛盾を解消する方法については最終章で踏み込みますが、その前に「やせ」を考える上で欠かせない、①女性として愛されることとやせることの関わり（第三章―第五章）、②やせるために食べ物や身体を数字に変換することの危険性について（第六章―第八章）段階的に考えてゆきます。

第三章　かわいいの落とし穴――「女の子」はいつまで続く？

二〇一八年秋、「だってわたし、可愛くないから。の呪い」という大変面白いブログを発見しました。少し長めなので要点を抜き出して紹介します。

「だってわたし、可愛くないから。の呪い」とは、何か辛いことがあるたびにとにかく自分のことを「だってわたし、可愛くないから。」と思って疑わない女性がかかっている呪いです。

この呪いは、ちょっとやそっとじゃ解けません。

ちなみにその本人が実際に可愛いとか可愛くないとかは関係ないし、ここでもそれは気にせずに書いていきます。

本当にその人の顔が可愛い、可愛くないに限らず、心の状態を現したものなのです。

これは人それぞれですが、過去にブスとか可愛くないとか言われたことを未だに忘れられず、ずっと信じていることが多いです。その他、親に可愛いと言ってもらったことがないなど。元彼の新しい彼女が死ぬほど美人だったとか。（私が可愛くないから乗り換えられたんだ、と思う）

あとは、私の場合はネットとかでとにかく「こいつはブスだ」などの意見を見まくったことでしょうか。

ではこの呪いにかかると、一体どんな大変なことが起こるのでしょうか？

・人と関わる時に申し訳ないと思ってしまう
・好きな人ができた時に、申し訳ないと思ってしまう
・詐欺にあったりする
・可愛いと言ってくれる人の言葉を受け取れない
・他人が他の女性を可愛いと言っている時しんどい
・定期的にくる「もっと可愛い顔に生まれたかった」

（後略）

このブログの書き手は、ライターでグラビア女優の石川優美さんです。ご自身の体験を #MeToo で発信し話題となりました。最近はジェンダーについての問題も積極的に発信され、ハイヒールを職場で強要することをやめさせるための署名運動もされています。ハッシュタグ #KuToo でネットで拡散されているので、ご存知の方も多いでしょう。

石川さんがこのブログを書かれたのは、二〇一八年二月です。現在このようには思っておらず、かわいくなくてもむしろ良いくらいに感じているそうですが、少なくともこの時のブログには、当時の石川さんのかわいいとの格闘が描かれています。

石川さんとよく似た体験をしているのが、拙著『なぜふつうに食べられないのか』(春秋社)に登場する結城里央さん(仮名)です。結城さんは調査が始まった頃、私にこんなメールを送ってくれました。

わたし、生まれつきぽっちゃりしていた子でした。

小さい頃から、華奢《きゃしゃ》で色白なお姫様のような容姿に憧れていたけれどわたしは色が黒くて、しかもぷよぷよしていて恐らくは、一般的なこどもに比べて「コンプレックス」というものに目覚めるのも早かった気がします。

小学校四年生のときに、大阪から京都に引越しをして京都の学校で、うまれてはじめて「いじめ」というやつに遭遇しました。無視されて、陰口は徐々に陰ではなくなってゆき、わたしの醜さを言葉にしたものを石を投げるように、直接、ぶつけられるようになりました。

好きな男の子にも、「クラスでいちばん嫌いな女の子」と言われました。卒業まで続いたそれに関してわたしは「醜いせいで損をしている。醜いせいで愛されない。」と考え続けました。

中学校にあがったわたしは、やっといじめから解放されて少ないけれど、友達もできました。中学校でわたしは誰よりも勉強しました。京都の北大路模試という、大規模な模試でも校区内ではいつもヒトケタ台の順位でした。

何かで勝たなくちゃ。何かで勝たなくちゃ。

わたしはいつもイライラしていて、華やかな女の子達を見ては悔しい思いをしました。見た目がよければこんなに苦労しなくても楽しい人生を送れる。器量がわるいわたしはこんなに勉強しても人並みの人生も送れない。

今思うと考えすぎでしたが、当時は必死でした。

結城さんが勉強に必死になったのは、三つ上の姉の影響がありました。姉は文武両道の生徒であったため、教員の中には二人を比べ、姉の方が優秀であることを指摘してくる者もいたのです。大の運動音痴の結城さんは、成績だけは比較をされないよう必死になって勉強をしましたが、成績がよければ自分の評価があがるわけではないことも同時に感じ取るようになりました。男性教師やクラスメートは、成績に関係なく、かわいい女子をちやほやしていたからです。

外見の評価にさらされやすい女性

石川さんと結城さんのエピソードで鍵になっているのは外見であり、二人とも見た目が悪いせいで人から受け入れてもらえないことを確信しています。二人の悩みに教科書的な回答をするのであれば「人は外見ではなく中身、そのままのあなたが一番！」ということになるのでしょう。厳しいことを言う人は「見た目のせいになんかするな」とか、「あなたのほんとうの問題はそこにない」などいった言葉を選ぶかもしれません。ですが私はいずれの道もとらず、**女性は男性よりも外見の評価にあいやすいという、女性についての不都合な真実**と向き合うところから始めてみたいと思います。

結婚相手に望む条件

厚生労働省が行っている出生動向基本調査という調査の項目の中に「結婚相手に求める条件」というのがあります。最新の二〇一五年版を見てみましょう。考慮・重視する項目としてあげられている、人柄、家事・育児の能力、仕事への理解、共通の趣味に男女差はありません。ところが容姿、経済力、職業の項目では明確な男女差が現れ、男性は、女性の経済力、職業よりも容姿を重要視していることが明確になります。例えば男性の場合、容姿を「重視する」と答えた割合は全体の二四・一％です。これに対して職業、経済力を重視すると答えた人は、それぞれ四・七％、六％に過ぎません。職業、経済力の項目については、「重視する」よりも弱い選択肢である「考慮する」をいれても、五〇％に届かないのです。一方、女性の場合、容姿を重視すると答えた人は全体の一五・九％、経済力は三九・八％、職業は三〇％です。後者二つについては「考慮する」も含めると、経済力は九三・三％、職業は八五・五％まで跳ね上がります。

私たちは子どもの頃、まじめに勉強することを推奨され、よい成績を取れば褒められます。そしてよい成績の先には、それなりの給与が得られる職業が推定され、その先には快適な生活が見据えられています。男子の場合、この方針は彼らが結婚を見据えたときも矛盾しません。女性は男性の経済力を重視するからです。ところが女子においてここは大きく矛盾します。成績がよく、よい企業に入って、それなりの経済力を持っていても、その女性が結婚を見据えたとき、男性は自分の外見をより重視するという現実に向き合わなければならないのです。

身体的な成長が喜ばしいとされる一方、それを抑え込む力である「やせなさい」というメッセージにも同時にさらされるのが思春期の女子です。さらに年月が経過すると、経済力をつけ、良い職業を持つことが奨励される一方で、それよりもまず外見で判断されるという新たなダブルスタンダードが課されます。石川さんと結城さんが外見について持ってしまったコンプレックスは、過剰反応でも何でもなく、むしろ女性が置かれる矛盾した現状を映し出しているのです。

ところで、女性の方が容姿による評価を受けやすいという話をすると、「それは当然。男は子孫を残しやすい女性を外見で判断するんだから」と胸を張る人が男女問わず現れます。ですが本能こそ、私たちがもっとも注意をしたい言葉です。現在、日本の若い女性のやせは医学的に見ても危険なレベルにまで達しており、将来の健康ばかりでなく、生まれる胎児にまで悪影響が及ぶ可能性があるとまで言われています。しかし専門家がこのような警鐘を鳴らしてもなお、日本女性のやせは一向に改善の兆しがありません。それは女性が勝手にやせているのではなく、男性を含めた、人の体型を評価するまなざしが歴史を下るほどに厳しくなっている証拠です。男性は子孫を残しやすい女性を本能的に選ぶという、一見もっともらしい議論は全く的を射ていないといえるでしょう。

かわいいのダークサイド

それではこれまでの議論をもとに「かわいい」についての考察を深めていきます。「かわいい」とは英語でそのまま kawaii になってしまうほど独特の日本語であり、女の子が外見について考える時、「きれいになりたい」より、「かわいくなりたい」と考える方がより自然であるといえるでしょう。ですが「かわいい」とはそもそもいったい何なのでしょう。何があればかわいくて、何がなければかわいくないのでしょうか。

こういう問いが浮かんだ時の良策は、「何があったらかわいくないのか」、という逆の問いを立ててみることです。丁度この問いを、二〇一七年九月に「からだのシューレ」で開催した「かわいいの作り方」で扱っているので、そこでのディスカッションの結果を見ていきます。来場された皆さんには子猫の写真をまずお見せしました。皆さん、見た瞬間に「かわいいー」と声を上げます。その上で、この子猫がどうやったら「かわいくなくなるのか」を皆さんに考えてもらうと次のような答えが並びました。

・ネズミを捕まえてシャッと食べる（攻撃性がある）
・唸《うな》る、威嚇する
・キバを出す
・毛が逆立つ
・目がつりあがる
・人にうつる病気になる
・どろどろして、汚くなる
・よだれや、目やにが出ている
・生ごみ臭など臭くなる

どうでしょう？　もちろん家で猫を飼っている方は、「どんなになってもうちの猫はかわいい！」と思われるかもしれませんが、ここは一般論として考えてみてください。

次はエマ・ワトソンさんが二四歳の時に行った国連でのスピーチです。エマ・ワトソンさんが会議場で実に堂々とスピーチする様子を見てもらい、その後、思いついた言葉を自由に述べてもらいます。出てきた言葉は次のようです。

かっこいい、きれい、凛々《りり》しい、まじめ、隙がない、使命感、利発、エネルギッシュ、大人、自立、洗練

ちなみにこの彼女を見て「かわいい」と言った人は一人もいませんでした。

それではこのワトソンさんを「かわいくする」にはどうしたらよいでしょう？　参加者の方々は次のように提案してくれました。

・もっと一生懸命に、熱中している感じを出す
・もっと子どもっぽくふるまい、あどけなさを出す
・もっと舌足らずに話し、語尾を甘くして、声を高くする
・ふわふわのワンピースを着る
・前髪を作る

・原稿を胸の辺りに両手で持ち、時折つっかえながら話す

いかがでしょう。「かわいい」の輪郭が見えてきましたか？　「かわいい」という言葉は、子どもっぽさと高い親和性があり、しかもその子どもっぽさは条件付きです。その条件とは、自分に危害を加えないという安心感があること、言い換えると従順な素直さが垣間《かいま》見えることです。「キモかわ」という言葉もありますが、キモいとかわいいが結びつくのは、その「キモさ」が自分に害を及ぼさない時だけであり、「キモかわ」と呼ばれる人、あるいはキャラクターがその「キモさ」を自分に向けてきたら、それは「キモかわ」ではなく、単に「キモい」に変わります。『「かわいい」論』（ちくま新書）の著者、四方田犬彦《よもたいぬひこ》さんが明確に指摘していますが、かわいさは本質的にあなたの中に内在しているわけではありません。それは相手との関係性のあいだに現れる条件付きの状態なのです。

大人になれないニッポンのかわいい女性

石川さんのブログにあった「かわいいの呪い」は、何か悪いことがあると、「私はかわいくないからだめなんだ」と自分を責めてしまうことを指しました。しかし私は、石川さんがおっしゃる**「かわいいの呪い」の本質は、この言葉に女性が大人になることを妨げる力が潜むこと**だと思います。

私がこのことに気づいたのは、アメリカに留学中のことでした。大変に子どもっぽいふるまいをする日本からの女性留学生が目につくようになったのです。アメリカ人だけでなく、他のアジア圏の留学生と比べても、この違いは明らかでした。言い換えると日本では見慣れていたにもかかわらず、みんながそうであったため、その奇妙さに気づかなかったといった方が適切です。

代表的なふるまいは、間違えたり、言いよどんだりすると、笑ってごまかそうとする。下を向いて黙る。他の学生や教員に子どもが助けを求めるような目くばせをするといった仕草です。一番ひどい例は質問に答えられず泣く、というものでした。泣く人はさすがにまれですが、これは日本の大学で女子学生にしばしば見られるふるまいで、中には大学院生であったり、四〇近い年齢になっても似たようなことをする人もいます。アメリカの大学で、このような態度が「かわいげがある」とか、「女のコだから」という形で認められることはありません。むしろその逆です。「なぜ彼女はいい年をしてあんなに子どもっぽいんだ」、そういう風に見られてしまいます。

私はすべての価値観をアメリカに合わせるべきだとは思いません。ですが、日本人女性は成人年齢をとっくに過ぎているにもかかわらず、なぜ時に子どもっぽいのか、という問いは、私たちがどういう社会で生きているかを考える上で、投げかけられるべきであると考えます。先ほど紹介した四方田犬彦さんは赤ん坊や犬など一般に「かわいい」と名指しされる存在について次のような指摘をしています。

なにゆえ彼らは人間によって「かわいい」と認められうるのか。それは彼らが人間の側からの保護をたえず必要とする存在であって、人間社会にあって無防備にして無力であることが確認されているためである。

かわいいは、親しみやすさや、成熟途中の何かを肯定的にとらえ、そして応援する言

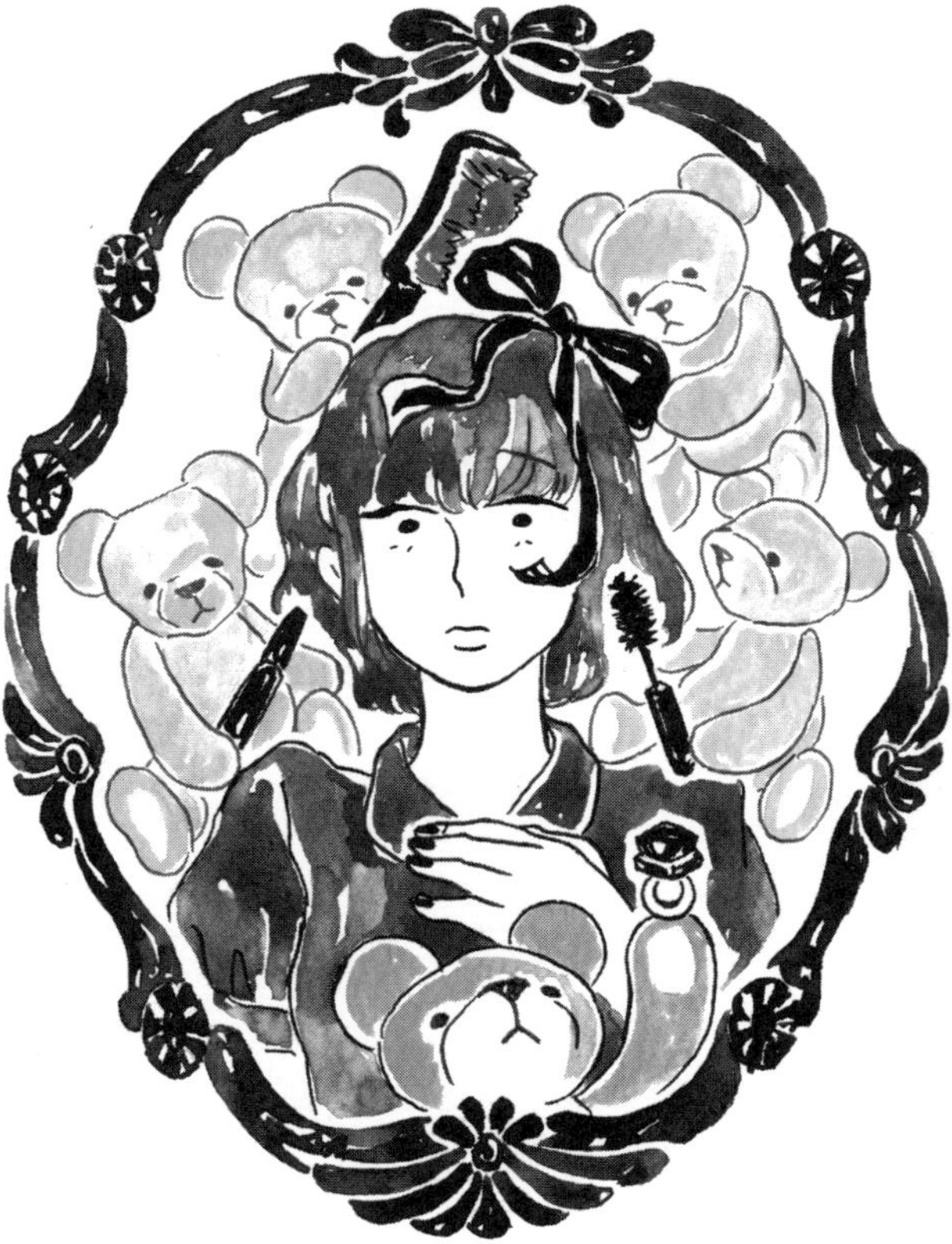

葉であるため、良い側面もあります。しかしこれが行き過ぎると、いつまでも子どものようにふるまい、相手には決して反論せず、もちろん怒りなど決して表出せず、相手の言うとおりに一生懸命頑張る、そのような人間性の内面化につながります。「かわいい」には、**女子が大人になることを抑止する力**があるのです。

Girls Powerが女子力に

日本社会が「かわいくある」ことをとにかく女性に要請し、その価値観を男性も女性も内面化していることを示す一つの例が、Girls Powerの日本語訳です。Girls Powerは誰かに依存して生きるのではなく、自立して生きる女性、あるいは従来の女性の枠組みにとらわれず、いきいきと生きる女性の力のことを指します。たとえば私の文化人類学の授業をとっていたある女子学生は、オーストラリアで大工仕事をしていた時、道を歩く人から「Girls Power!」と笑顔で声をかけられたと教えてくれました。大工仕事と言えばふつうは男性の仕事。それを若い女の子がやっていることの素敵さが“Girls Power”で表現されています。ところがこのGirls Powerが、日本ではしばしば「女子

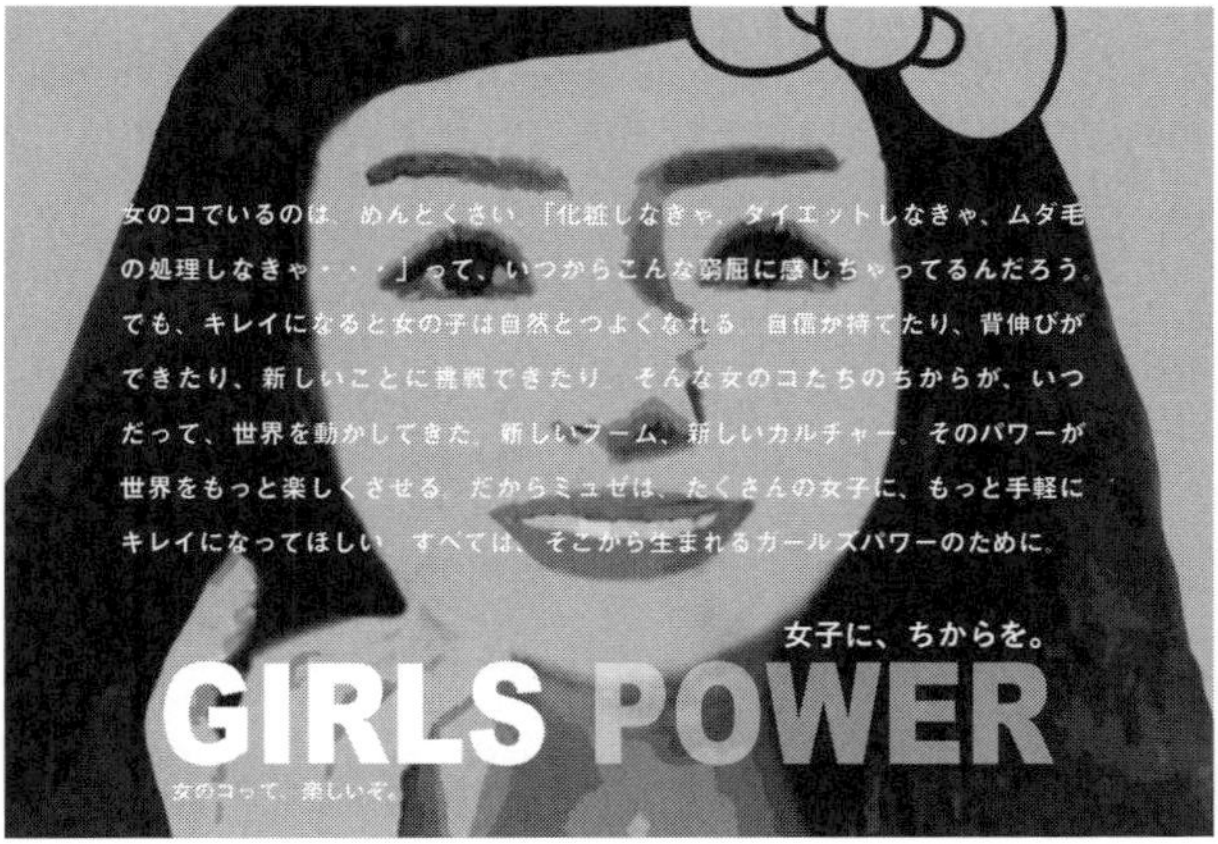

力」と訳されます。上の図を見てください。これは電車に乗っているときにたまたま目にした広告を図にしたものです。Girls Power と大きく書かれた広告は、美容脱毛の会社によるもので、そこにはこう書かれていました。

> 女のコでいるのは、めんどくさい。「化粧しなきゃ、ダイエットしなきゃ、ムダ毛の処理しなきゃ…」って、いつからこんな窮屈に感じちゃってるんだろう。でも、キレイになると女の子は自然とつよくなれる。自信が持てたり、背伸びができたり、新しいことに挑戦できたり、そんな女のコたちのちからが、いつだって、世界を動かしてきた。新しいブー

ム、新しいカルチャー。そのパワーが世界をもっと楽しくさせる。だからミュゼは、たくさんの女子に、もっと手軽にキレイになってほしい。すべては、そこから生まれるガールズパワーのために。

外国語が他国に輸入された時、意味そのものが変化することは珍しくありません。ですがさすがにこれは誤訳といって良いでしょう。Girls Power のもともとの意味を考えれば、「お金を払って脱毛をして、キレイになって自信を持つこと」と Girls Power は結びつきようがありません。ですが「女の子はかわいくあることが一番」と考える人たちにとって、この訳はなんら違和感がないのです。

あなたは大人になっていい

一九九六年に社会学者の浅野千恵さんが記した『女はなぜやせようとするのか』(勁《けい》草《そう》書房) という本があります。浅野さんは摂食障害の当事者へのインタビューをもとにこの本を書いており、それをもとにしながら「**女らしくなることと、きちんとした人間**

になることが矛盾してしまう」という衝撃的な提言をしています。これはどういうことなのでしょう。

日本社会において、「かわいくあること」が女の子らしさの重要な要素であることは言うまでもありません。一方、浅野さんが本の中でいう「人間であること」は、自立していること、主体的であることです。先のエマ・ワトソンさんのスピーチを思い出してください。あのスピーチをするワトソンさんを「かわいく」するためには、ワトソンさんが漂わせる自立した大人の雰囲気を徹底的に取り払い、無害な子どもにする必要があります。自立すること、主体的であることは、言い換えると保護される対象であることをやめることです。そして時にそれは、同様に自立した相手に対して、はっきりと異論を述べたり、責任を負ってリーダーになり誰かを養うことにもつながります。

しかしこのような人間性は、従順さを内包する「かわいさ」と往々にしてバッティングしてしまうのです。三〇歳、いや四〇歳もとうに過ぎているのに、何かあると、はにかんでできないふりをし、かわいさを醸し出そうとする女性がいます。年上、あるいは同年代の私から見て、こういうのは「イタい」のですが、こういうふるまいをする女性が存在することこそが「かわいい」からの卒業の難しさを示しています。

だからこそ考えてみてほしいのです。あなたがいま一生懸命やせようとしている一つの理由は「かわいくなりたい」からかもしれません。「かわいいの呪い」にかかり、何かいやなことがあると「かわいくないから」と思って自分のことを嫌いになっているかもしれません。でも、もしそうであれば、そこで一歩踏み込んでほしいのです。あなたは何のために、誰のために「かわいく」ありたいですか？「かわいい」と周りから声をかけてもらうために、大人になるために必要な何かを犠牲にしていないですか？

かわいさは若さにはかないません。なぜなら「かわいい」は、本質的に子どもの要素を持つため、子どもに近い若い人にはかなわないのです。あなたがかわいくいたいと願っていても、あなたは歳を重ねていきます。そして、もっとかわいい人たちはどんどん生まれてきます。あなたのかわいさはそうやって失われていくでしょう。それでもなお、かわいくあり続けたいというのなら、懸命にかわいくある努力をしてください。年長者や男性が「守ってあげたい」と思う要素がなくならないよう頑張ってください。あなたのかわいさを脅かす「もっとかわいい若い子」が現れても、足を引っ張ったりすることのないよう、正々堂々と「かわいさ」で勝負してください。でもこれだけは覚えていてほしいのです。

あなたは大人になっていい。

第四章　シンデレラ体重

前章ではかわいいのダークサイドについて、石川さんのブログをとっかかりにしながら考えました。本章では「かわいく」あるための大前提としての「やせ」について本格的に考えていきます。もちろん、やせていなくともかわいくあることはできますが、一般論として考えてください。

「はじめに」でもとりあげましたが、二〇一八年冬、シンデレラ体重という言葉がメディアで取り上げられ話題になりました。出所は不明ですが、ネットで広く共有される情報を見ると、BMI18、あるいは身長（m）×身長（m）×20×0・9の計算式で算出される体重のことを指すようです。どのくらいの体型かは表を見てください。かなり細いですね。

表　シンデレラ体重

身長（m）	体重（kg）
150	40.5
155	43.2
160	46.1
165	49.0

私が担当する早稲田大学の医療人類学のクラスを受講した桜井希帆さん、山下未来さん、佐藤綺さん、塩崎未紗さん、

宮沢涼香さん、安田厚子さんがシンデレラ体重についての大変興味深いアンケートを実施してくれたので紹介しましょう。

アンケートの回答者は、彼女たちの友人・知人八四名で、同世代の大学生です。八四名はアンケートとして多い数ではなく、データが発表の数日前に慌てて集められたというほほえましい経緯もあるため、これがどの程度一般化できるかは議論の余地がありま す。しかし友人からの依頼という、回答者にとって気軽に答えられる状況でのアンケートなので、その点においてはむしろ信頼がおけるともいえるでしょう。ここから先は、彼女たちが提供してくれた元データを、私が再分析しながらお話を進めます。

シンデレラ体重、なりたいけれど

彼女たちが作成したアンケートの項目はいたってシンプルです。シンデレラ体重の解説をし、自分のシンデレラ体重を回答者に把握してもらった後、次の質問が続きます。

①シンデレラ体重に対して良いイメージを持つか、悪いイメージを持つか

②シンデレラ体重に具体的にどのようなイメージがあるか
③自分の身長に対するシンデレラ体重を知ったうえで、シンデレラ体重になりたいか

結果は次のようになりました。

・シンデレラ体重に良いイメージを持つか、悪いイメージを持つか
良い　五二名（六二％）
悪い　三二名（三八％）

・自分の身長に対するシンデレラ体重を知ったうえで、シンデレラ体重になりたいか
目指したいと思う　　　五〇名（六〇％）
目指したいと思わない　三四名（四〇％）

このアンケートが示すように、半数を超える学生がシンデレラ体重を肯定的かつ目指

し得る体型として捉えています。しかし「シンデレラ体重に対するイメージ」についての回答を見ると一転、この体重に対する女子学生の複雑な心持が見えてきます。たとえば、シンデレラ体重に対して「良いイメージ」を持ち、かつ「目指したい」と答えた人(三八名)の回答を見ると「なりたい」「素敵」「細い」「理想の体型」「顔がブスでもかわいく見える」「この体重まで持っていければ」といったような肯定的な回答がならびます。

ところが面白いのは、「目指したい」と答えながらも「悪い印象」を持つと答えた学生(一一名)もいることです。回答には「やせすぎ」、「がりがり」、「軽くないといけないという強要」といった言葉が見られます。「放っておいてくれと思いつつ……」と書いた学生もいました。この彼女たちの回答は、「シンデレラ体重に悪いイメージを持ち、かつ目指したくもない」と回答した学生(二一名)の「やせすぎ」、「押し付け」、「非現実的な理想」といった言葉と呼応します。他方、「目指したくない」と答えながらも「シンデレラ体重にはよいイメージを持つ」と答えた学生も一三名いました。そこには「かわいい人はマストみたいな世間のイメージ」、「女子力高そう」、「天使の羽のような軽さ」といった言葉が並びます。

これら回答は、シンデレラ体重に対する女子学生の入り組んだ気持ちを表します。「目指したい」と思いながらも、「行き過ぎじゃないか」と思う。「こんなのはごめん」と思いながらも、どこかで「こうなりたい」という気持ちも隠しきれない。そんな複雑さです。**ダイエットの当事者である女子学生自身に「やせすぎ」「がりがり」「強要」といったネガティブなイメージを持たせうる体型が、同時に「かわいい」「理想の体型」といったポジティブなイメージとしても立ち現れる**のは一体何故なのでしょう。

この矛盾に迫るため、シンデレラ体重に埋め込まれた物語、すなわちシンデレラ体重に一体どのような意味が埋め込まれているのかを読み解いてゆきます。そしてその作業は、シンデレラ体重と真逆に位置する、太った身体に埋め込まれた物語も読み取る作業になるでしょう。

ぽっちゃりからやせ型へ——「やせたい」気持ちと世界の関係

世間ではやせている人が評価される。

こういうと、「いや、『デブ専』みたいな言葉もあるじゃない」といった反論がくるかもしれません。おっしゃる通り、太っている人に魅力を感じる人たちは存在します。また、タレントの渡辺直美さんのような大きめ体型でありながらも「かわいい」「きれい」という評価を世界中から受ける人もいます。ですがこのような状況を受けても、私たちの社会がやせていることを評価する事実は変わりません。たとえば、「デブ専」という言葉は、多くの男性がやせている女性を好むという前提があるからこそ生まれた言葉です。それが証拠に「ホソ専」という言葉はありません。シューレメンバーの吉野なおさんがモデルを務める、ぽっちゃり女子のための雑誌「la farfa」にモデルとして出てくる皆さんはとても素敵ですが、だからといって日本女性のやせすぎが解消に向かっているわけでもありません。

では、やせていることはなぜこうも称えられるのでしょう。

やせていることを評価する社会は昔からあったわけではなく、この一〇〇年にも満たない社会の変化の中で起こりました。それまでの美の基準はぽっちゃり型だったのです。

人間の社会が、狩猟採集から農業や牧畜を中心とした食料を作り出す社会に移行し始めたのは約一万二千年前、新石器革命と呼ばれる狩猟採集から農業への移行は、それまでの社会とは大きく異なる社会の誕生を可能にしました。農業により生活を営むということは、獲物を求めて住処《すみか》を頻繁に変える必要がないということ、つまり食糧の備蓄が可能になるということです。この変化により、一つのコミュニティでより多くの人口が保持できるようになり、結果としてコミュニティを保持するための政治経済体制が、狩猟採集時代のそれらよりも複雑な形で成立していきました。

するとそのコミュニティの中で社会の階層化が生じ、偉い人とそうでない人が登場します。階層化によっておいしい思いをするのは当然ながら支配階層にいる人々であり、それは食糧不足の際に露わになります。狩猟採集社会では身分の分化が少なく、比較的平等に食料が分配されますが、農業による定住生活が始まると事情が変わり、支配階層の人々は、下位の者に税金といった形で食料を納めさせ、食料の備蓄ができます。この結果、飢饉《ききん》が起こっても飢えずにいられるのです。

その結果、太った身体は十分な食料にアクセスできることの象徴、つまり上流階級の証《あかし》としてはたらき、加えて女性の場合は、ぽっちゃりした身体が、元気な赤ちゃんを産むことのできる印とみなされました。婚姻前に無理やり新婦を太らせる習慣を持つ民族がいくつも報告されているのはそれが理由です。

ところが、社会の工業化が進むと状況は一変します。食料確保と備蓄の技術が進み、貧しい者でも簡単に太ることのできる社会が到来すると、十分な食料を備蓄できること、餓《う》えずにいられることは富の証ではなくなります。むしろ**大量の食べ物に囲まれる中でも、その誘惑に屈することなく、自らの意思で自分の身体をコントロールできることに価値が置かれるようになる**のです。こうして太っていることは病気の兆候、やせていることは健康と美しさの証となり、結婚式を控える新婦がダイエットに励む社会が訪れます。

やせている人は自己管理が得意？

次に考えていきたいのは、体型と健康、そして自己管理の関係です。一般的に私たちの社会では、やせている人は自己管理ができ健康で、太っている人は自己管理ができずに不健康といわれます。しかしこの結びつけはどこから来たのでしょう？

実はこの考えもそれほど古いものではなく、二〇世紀後半に広がった予防医学の考え方の影響を受けていることがわかっています。これはいまある病気を治療するのではなく、身長や体重、性格、ライフスタイルといった個々人に関する多様なデータを統合し、病気のリスクを統計的に割り出したうえで、予防のための介入を行う、二〇世紀後半以降の医学のあり方のことです。

このことを『リスク化される身体』（青土社）の中で体系的にまとめた医師の美馬達哉さんは、病気にならないための食事や運動指導、あるいは定期検診の推奨といった形で、心身の不調を感じない人々の生活にまで医学が介入しはじめた点を批判的に検討します。

それまでの医学は目の前で苦しんでいる人を治療するという「いまここ」に着目するものでした。ところが、予防医学の考えが広まるにつれ、医学はそうでない人々の身体にまで積極的に干渉するようになります。かつて明確であった、病気と健康の境目は完全にぼやけてしまいました。予防医学の理念は病気を事前に予防することなので、これは一見素晴らしい考えに見えます。しかし一方でこの考えは、「あなたの自己管理が悪いから病気になった」という自己責任論を生み出す温床にもなり得るのです。たとえば

「自己管理を怠ったからがんになったにちがいない」とか、「予防注射を打たなかったからインフルエンザにかかったのだ」といった考え方をあげることができるでしょう。がんの要因は様々ですし、予防注射をしてもインフルエンザにかかるときはかかります。しかし**病気の自己責任論が行き過ぎると、個人のそれまでのふるまいがターゲットになりやすく、病気は人生の不運から、自己管理の失敗に姿を変える**のです。

その中でもすぐに測定でき、外見からもある程度の予測が可能な体重は、自己責任論の格好のターゲットです。例えばアメリカのファット・アクセプタンス運動の研究を行った文化人類学者の碇《いかり》陽子さんは、『「ファット」の民族誌』（明石書店）の中で米国公衆衛生局の長官が二〇〇一年に「肥満はエピデミックの域に達した」と述べたことを批判的に検討します。エピデミックとは本来、鳥インフルエンザのような感染症の爆発的な広がりのこと、つまり何かがエピデミックと呼ばれる時は、感染の広がりを食い止めるための早急な介入が必要なことが示唆されます。つまりこの言葉が肥満に比喩的に使われると、肥満はあたかも感染するような病気であり、しかもその原因は本人の自己管理の失敗にあるという、肥満の当事者に過剰な恥と罪の感覚を持たせることが可能になります。日本で肥満がエピデミックと大々的に叫ばれることはありません。しかし肥満と自己管理の失敗が結び付けられていることは明々白々です。**現代社会においてやせた身体が賞賛されるのは、やせた身体の中に「自己管理を怠らず健康を維持している」という、私たちの社会の中で理想とされる物語が埋め込まれているからなのです。**

栄養失調の時代よりやせている

ここまで、貧しい人でも簡単にふとることができる社会の到来と、予防医学の台頭の二つの観点から、やせた身体について検討してきました。しかしこれだけではシンデレラ体重の登場を説明できません。女性のやせは八〇年代以降どんどん過激になり、いまでは二〇代の日本人女性の五人に一人がＢＭＩ18・5以下のやせ過ぎです。予防医学的にこれはゆゆしき事態であり、厚生労働省や産婦人科医も一〇年以上前から警告を発していますが、若い女性のやせは改善される様子はありません。それどころか健康を害する可能性のある体重に「シンデレラ」という軽やかな名前が付けられ、それを女性たちが目指してしまう現状が存在します。

また過去のデータをみると、さらに恐ろしい事態が見えてきます。第二次世界大戦から二年経過した一九四七年の二〇歳女性の平均身長と体重は、都市部で一五一センチ、五一キロで、ＢＭＩに換算すると22・6となります。対して、二〇一七年の二〇歳女性の平均身長は一五五センチ、体重は五〇キロで、ＢＭＩに換算すると20・8です。

これは「今の子はやっぱりやせているんだね」とのんきにいえるような話ではありません。一九四七年と言えば、肥満よりも栄養失調が問題であり、政府は必死になって食料不足を改善していた時期です。つまり、**いまの二〇歳女性の体型は、栄養失調が国として問題視されていた時期よりもやせている**のです。ダイエットの当事者である女子学生が、シンデレラ体重を非現実的、がりがりと感じてしまうのは当然の結果でしょう。

しかしここまでやせたにもかかわらず、日本の若い女性は、自分が太っていると感じることを止めることができません。国立青少年教育振興機構が二〇一八年に発表した、日本、韓国、中国、米国の高校生を対象にして行った合同調査の結果を見ましょう。これによると、日本の女子高校生は四カ国で最もやせており（ＢＭＩ20・2）、かつ標準体重に入る割合が一番多い（71・2％）にもかかわらず、自分の体型への満足度は四カ国の中で一番低く、かつ約半数が自分のことを「少し太っている」、あるいは「太っている」と感じています。これはなんとも切ない結果ですが、シンデレラ体重が、おおよそＢＭＩ18であることを考えると、自分のことを太っていると考える若い女性が多い状況は残念ながら説明がついてしまいます。この行き過ぎた状況は、先に説明した誰でも簡単に太ることができる社会の到来と、予防医学の広がりからだけでは説明がつきません。この二つだけがベースであれば、医学的に程よい場所でやせ願望にストップがかかるはずだからです。

したがってここからは、さらに二つの側面を考察に加え、シンデレラ体重への考察を深めてゆきます。ひとつ目は、マーケットと身体の関係。ふたつ目は、選ばれようとした結果、お互いに比較をしあい、競いあってしまう女性の状況です。ふたつ目は次章に譲ることとし、この章はひとつ目のみに注目します。

差異化の欲望とストーリーマーケティング

フランスの哲学者であるジャン・ボードリヤールは、「差異化の欲望」なるものによって経済が動かされていることを一九七〇年代の時点で指摘しています。「差異化の欲望」とは、**隣にいる人より、あるいは過去の自分よりもちょっとだけ優れていたいという、私たちの心の奥底にある欲望**のことです。

資本主義経済は、私たちが持つ差異化の欲望を巧みに刺激することで成立しており、この欲望こそが経済のエンジンです。たとえば一〇〇円ショップで財布を買ったとしましょう。周りもみな、同じ財布を使っています。ところがある日、どう考えても一〇〇円ショップで買えないような、素敵な財布を持っている友人が現れました。するとそれを目にした友人たちも次々と財布を買い替え、しばしばその財布のことで会話が盛り上がります。あなたの財布はまだ財布としての機能は十分に果たすのですが、あなたの財布は友人のあいだで全く話題になりません。なんとなく乗り遅れた感じがしたあなたは、財布を買い替え、ようやく会話に入っていけるようになります。ところがしばらくすると、以前素敵とされていた財布より、もっと高価なブランド物の財布を持った友達が現れました。周りの友人の何人かはそれに追随し、似たようなブランド物の財布を持つようになります。金銭的に限界を感じ、あなたはその財布レースから降りますが、中には、なかなか降りられない友人もいます。ついにブランドのしるしだけでは飽き足らず、ブランド物の中でも、数量限定のデザインを持つ友人まで現れるようになりました。こうなるともういたちごっこです。毎年、毎シーズン、もっと素敵な財布が発売され、いまトレンドだったものは、すぐにトレンドから滑り落ち、トレンドに乗り遅れないためには財布を更新し続けるよりほかありません。

少し極端な例で説明しましたが、これが資本主義経済のドライブである差異化の欲望です。財布を買い替え続ける人の話は滑稽ですが、差異化の欲望を刺激する装置は、ここまであからさまではない形で経済のいたるところに張り巡らされており、だからこそ消費が続きます。満足できない気持ちが次なる消費を呼び起こすため、モノやサービスを売る側は、新商品を開発したり、新機能を付け加えたりして、あなたの差異化の欲望を刺激し続けるのです。

とはいえ、多くの人が生活必需品を持っている今、どうやったら差異化の欲望を刺激し続けることができるのでしょう。すでにあるもので快適な生活を送ることができる今日、新商品と既存商品の違いを感じさせることはそんなに簡単なことではありません。

この状況を打破するために使われるのが物語です。なぜ商品のＣＭに人気のある芸能人やスポーツ選手が採用されるのか？　なぜ洗剤のＣＭに、お皿がきれいになるかどうかとは何の関係もない、キラキラした家族の生活が一緒に映しだされるのか。それは、その商品を買うことで、そのような芸能人や家族に近づいた気分になれるからです。第三章で脱毛の広告を紹介しましたが、これも同じです。脱毛の広告で、脱毛前後の写真が出されることはまずありません。脱毛そのものより、脱毛をした女性の輝いた生活が強調されます。**購買意欲を誘うのは商品に付与された物語**であり、このように物語にひきつけて購買意欲をそそる手法を、ビジネスの世界ではストーリーマーケティングというそうです。

私たちの身体ほどストーリーマーケティングに適した素材はありません。いわゆる「健常者」と言われる身体であっても、そのどこかに不完全な部分を見付けることは至極簡単であり、何よりも私たちの身体は、老化を免れることはできません。だからこそ、若いころのあなたに戻れる、隣のあの子よりもちょっと素敵な身体になれる、もっと人気者になれるといったストーリーの中にあなたを誘うことで、差異化の欲望は簡単に呼び起こされます。

最近は日本でも、若いうちからの整形が一般的になってきました。身体が、差異化の欲望を永遠に喚起し続けられる場所であることを考えると、整形が魅力的なストーリーとともに市場の中で提示され、それに魅《ひ》かれる人々が増えるのは不思議なことではありません。ボディはそのままにしておいてよいものではなく、メイクする（作り上げる）ものとなり、ありとあらゆる身体部位が〝ボディメイク〟の対象になるのです。

シンデレラ体重という物語

差異化の欲望とストーリーマーケティングの考えを使うと、シンデレラ体重が生まれる状況をある程度説明することが可能です。「太っている」という気持ちは、自分のBMIが標準であるか、肥満域であるかといった医学的な基準で生まれるわけではありません。第一章のアンケート結果でお見せしたように、やせたい気持ちは、周りとの比較の中で生まれます。つまり、全体の体型がやせにシフトすれば、それまでやせているとみなされた身体は、もはや十分にやせてはいないのです。栄養失調が問題であった終戦直後よりも今の若い女性がやせている現状は、若い女性の中で、体重についての差異化の欲望がとどまることなく働いていることを示す一つの証左と言えるでしょう。

全体がやせにシフトすれば、やせの基準も相対的にシフトするということの状況は、ダイエット産業の売り文句にも反映されます。このことを象徴的に表すのが、元ハフポストのエディターであった井土亜梨沙さんが二〇一七年九月に書かれた記事です。井土さんは、YouTubeにアップされていた、アイドルグループB.iSの元メンバーのプー・ルイさん（当時二七歳）のダイエット企画をとりあげ、ネット上で大きな話題になりました。特に問題視されたのは、標準体重のプー・ルイさんに対し、ディレクターの男性が「ブタ」と何度も呼びかけ、指示通りにやせることができなかった罰としてプー・ルイさんに活動停止を言い渡すシーンです。もともときわどいことをやるグループであったようですが、そのシーンは多くの人の目にあまりにも残酷に映りました。この記事の後、摂食障害の元当事者として活躍されていた野邉まほろさん、ハフポスト日本版元Student Editorで、東京都美術館アートコミュニケーターの田嶋嶺子《りょうこ》さんがすぐに反論の記事を上げます。それればかりでなく、多くの著名人が井土さんの記事をシェア、結果、指原莉乃さんや、ぺこさんも、おそらくこの記事を読んだと思われるポストをＳＮＳに上げました。

井土さんの記事には私も協力させていただき、コメント提供に当たって動画を確認したのですが、その際に気になったのがジムのトレーナーが使う「美容体重」という言葉です。問題のある体重ではないけれど、モデルや女優であればこのくらいの体型ですよ、といったことを示すために使われていました。肥満が大問題となるアメリカのような国と違い、日本人女性の肥満率は決して高くありません。若い女性であればなおのことです。したがって「健康のためにやせましょう」という呼び声は、女性消費者を引き付ける言葉としてうまく働きません。だからこそ、「いまのままでも大丈夫だけど、もっと素敵になるための指標として〝美容体重〟というのがありますよ」というメッセージが使われます。女性の購買意欲をかき立てる言葉として大変巧みというほかありません。

シンデレラ体重は、食糧難の危機を乗り越え、簡単に太ることができる社会が到来し、やせていることが美しさと健康の印となる中で生まれました。しかし、食糧難の時代よりもやせた体型に多くの女性が憧れる状況は、決してこれだけでは説明がつきません。

したがってこの章の後半では、それを説明するツールとして、経済をドライブさせる差異化の欲望、ストーリーマーケティングを導入しました。しかしこれでもまだ説明がつかないのです。なぜならシンデレラ体重が生まれるほどの過激なやせ願望は、資本主義が進むすべての地域で起こっているわけではなく、日本でとりわけ顕著であるからです。

したがって次章では、かわいいとやせを巡る女性同士の競い合いを考えていきたいと思います。

第五章　愛されること、競うこと

二〇一五年、私は普段は絶対に行かないミッドタウン六本木の一階にあるレストランで、あるビジネスパーソンとランチを食べていました。私とは全く異なるキャリアパスを踏み、さまざまな企業を経てコンサルタントをされている方です。この時私は、止まらない日本女性のやせ過ぎの一端が、やせていないと着られないような服を販売するアパレル業界にあるのではないかと思い、なんとかして業界に働き掛ける方法はないかと意見を求めたのです。すると返ってきたのは、次のような答えでした。アパレル業界は、女性の体型計測に基づいて設定された規格をベースにして、消費者のニーズを調べ、どのようなものが売れるかを慎重にマーケティングしている。つまりアパレル業界は非現実的なサイズの洋服を作って、それを「素敵ですよ」と無理やり着させようとしているのではなく、存在する需要に応える形で洋服を作っているというのです。

確かに企業は、巧みにストーリーを作り出し、差異化の欲望を刺激して、消費を喚起します。しかし一般の消費者も、利益のみを追求するストーリーに盲目的に乗っかって消費をするほど考えなしではありません。ニーズというのは、企業と消費者のあいだの相互作用の中で作られるはずであり、だからこそ消費者側から発信される矢印にも目を向けなければ、きちんとした理解はできません。

実際、「シンデレラ体重」といった言葉が生まれるほどやせが過激になり、やせている女性すら、自分のことを「太っている」と考える日本にとりわけ顕著な昨今の状況が、単にアパレル業界の思惑によって作られていると考えるのは無理があります。前章でお話ししたように、女性の理想体型がぽっちゃり型からやせ型に移行したすべての国でこのような状況が見られるわけではありません。

この現状を考えるためには、**女性同士がお互いの体型を比較**し合い、周りよりも少しだけやせようとするという、おおっぴらには話せない競争心が存在すること。加えて、**「やせるのはもうこのくらいでいいのではないか」というストッパーが女性のなかで働きにくくなっている**状況を想定しなくてはなりません。したがって本章では、女性同士の内なる力学に目を向け、止まることのない日本人女性のやせ願望を考えていくことにします。

話のとっかかりとして、女性をめぐる二つのエピソードを紹介させてください。まずひとつ目は、中学の時にクラスの女子全員から半年無視をされた経験を持つ友人の体験です。

女の争い？

その集団無視は彼女が転校してまもなく始まりました。きっかけは、彼女が真っ先に仲良くなったクラスメートが、クラス内で一番人気の男子生徒であったことです。彼はイケメンで、クラスの女子みんなが憧れる男の子。その男子と仲良くなったことが、女子の妬みを買いました。友人はその男子生徒と付き合ったわけではありませんでしたが、仲良くしていることそれ自体が、リーダー格の女子を筆頭とする集団無視を生み出したのです。幸いその無視は、学期明けに終わりを告げるのですが、きっかけはその男子生徒の「いい加減にしろよ」という一言でした。

二つ目のエピソードは、ある老舗《しにせ》メーカーで管理職に就くビジネスパーソンから聞いた話です。この企業の管理職は、男性でほぼ占められており、彼もその一人です。一方、製造にかかわる社員のほとんどは女性で、彼女たちはこの企業の重要な戦力ですが、男性社員のように昇進をすることはありません。いわゆる職人的な技術を生かし仕事に従事しています。そんな職場で彼を含む男性上司が細心の注意を払うのは、彼女たちを公平に扱うことだそうです。誰かが特別扱いされていると彼女たちが感じた場合、女性社員の間で不和が起こりやすく、そうなると修復に大変な時間がかかるため、とにかく公平が鉄則なのだとか。女性社員の間でいったん仲たがいが起こってしまうと、男性管理職はなすすべがないと、彼は嘆いていました。

第三章は、かわいいをテーマに女性の生き方について考えました。ですがこれらエピソードからわかるように、女性のふるまいが常に「かわいい」わけではありません。女性だけだと恐ろしく攻撃的なのに男性が現われた途端に態度が変わってほがらかになる人、表面上はすごく親切そうなのに、裏工作をしてやんわり仲間外れを引き起こす人。攻撃を仕掛けながら、同時に「大丈夫？」と声をかけてくるような女性もいます。「女は嫉妬深い」といった、女性を貶《おとし》めるような言葉に賛同する気は全くないのですが、「女」を象徴してしまうような醜いふるまいというのは、残念ながら存在すると言えるでしょう。

しかし、なんとも嫌な「女」の部分を表すこの二つのエピソードを俯瞰《ふかん》してみると、この二つの根本にはどちらも「選ばれる」ことが横たわっていることがわかります。はじめのエピソードは、人気のある男子から一人の女子が「選ばれた」と周りの女子が見なしたこと、ふたつ目も特定の女子社員が「選ばれた」と周りの女子社員が感じたことが火種です。

「選ばれる」という観点から女性を分析する視点は、人文・社会科学を中心に半世紀以上前から存在し、この観点を用いた実用的な一般書も既に複数出されています。たとえば精神科医の水島広子さんは、『女子の人間関係』（サンクチュアリ出版）の中で、「伝統的に、そして未だに一般的な傾向として、女性は「選ばれる性」であることが女性にみられがちな思考・行動パターンを作り出している」と解説し、そこから抜け出すためのふるまいや考え方を具体的に紹介します。「選ばれる性」とはいったいどういうことなのでしょう。

「愛す」のではなく、「愛され」たい

「女性誌はいまだに「愛され」を捨てられない」と話すのは、恋愛と性について詳しい、哲学者の宮野真生子さんです。宮野さんはこれを二〇一八年一〇月に発刊された大人の女性向けのファッション雑誌「Oggi」を引いて話しました。Oggiの読者層は、二〇代後半から三〇代のOLです。この時の表紙を飾ったのは、乃木坂46の白石麻衣さん。ブラウンの表紙の真ん中を飾る白石さんのクールな写真のすぐ下に、「意志ある愛され顔」というキャプションがついています。意識していないと見過ごしそうなコピーではありますが、「意志ある愛され顔」は現代女性が置かれる奇妙な状況を象徴しており、これはそのすぐ上にある、「働く私たち、もうカワイイだけではやっていけない。」というコピーと一緒に読み取ることでよりわかりやすくなります。

まず「意志ある愛され顔」からみえるのは「意志があったら愛されないかもしれない」という懸念です。また「働く私たち、もうカワイイだけではやっていけない」とい

う言葉からは、自立して仕事ができて、きちんと意志もある、そんな女性にならなくては、といった転換点に立つ女性の気持ちが感じられます。ところが面白いことに、ここで「愛され」が登場するのです。意志があるなら、誰かをその意志で「愛せ」ばいいのです。ですが、強調されるのは、「愛される」ことで、「愛する」ことではありません。**自分の意志、考え、自分らしさといったことが強調される世の中でありながら、男女関係が意識されると、途端に女性は「愛する」より、「愛され」の立場に立とうとする、あるいは立たされる。**これはいったいどうしてなのでしょう。

　これを考えるに最適なエピソードを、性教育の分野で現在活躍中の助産師・大貫詩織さんが教えてくれました。大貫さんは、男性用ＡＶと女性用ＡＶのカメラの位置取りの違いを次のように説明します。男性用のＡＶに、男優の映り込みはあまりありません。つまり、女性しか映らないので、観ている男性は、あたかも自分がその女優とセックスをしているかのような気分でＡＶを楽しむことができます。大貫さんによると、男優の映り込みを嫌う男性は多いのだとか。確かに、自分の視線で、自分がセックスをしている気分になりたいのなら、男優の映り込みは少ない方がよさそうです。ところが女性用

ＡＶになると、カメラアングルは大きく変わります。男優だけでなく、女優もしっかり映るものが作られるのです。つまり、女優が男優を見るという、女優側の目線から映像が作られるのではなく、男優が女優を見るという、男性の「まなざし」が、ＡＶの重要な要素になってきます。

大貫さんのお話から、女性用ＡＶは男性向けのそれよりも視点の取られ方が複雑であることがわかります。どのように複雑かというと、女優の視点から男優とセックスをしている気分を味わうのではなく、男優から「見られる」視点を内面化しつつ、その上で男性を見るといった、男性ＡＶよりも一つレイヤーの多い視点が入り込んでいるのです。まなざすだけでなく、まなざされる視点が重要視され、それが性的な興奮を喚起する。

このようなお話をすると、「女性は見られることに興奮する生き物だから」といった本能論を、したり顔で持ち出す人が必ず出てきます。しかし第三章でもお話ししましたが、本能論は思考停止には適しますが、考えるには適しません。第一章で紹介したように、女性の胸に性的な魅力を感じる民族と全く関心を示さない民族が存在します。性欲といった、すこぶる本能に基づくと考えられる欲望も、意外と文化の影響を受けており、多様性があるのです。

したがってここで重要なのは、安易な本能論でわかったつもりになり、それによって世界を見るのではなく、「男性のAVが女性を見る視点で作られる一方で、女性用のAVにおいては、男性からの見られる視点が強調されるのはなぜか」という問いを立てることです。「レイプ神話」のように、女性は本能的にレイプをされたいのだという勝手な解釈が、性暴力を正当化してきた歴史を忘れてはいけません。

「他者」としての女性

女性が男性からの「見られる」視点を内面化しながら、自身のアイデンティティを確立しがちであるという話は、フェミニズムの文脈で二〇世紀の半ばから語られてきました。これを考えるにあたって、一九四九年に『第二の性』(新潮文庫)という名著を残した、フランスの哲学者シモーヌ・ド・ボーヴォワールの言葉を参照します。ここは少し抽象的ですが、大事なところですのでついてきてください。

ボーヴォワールは、女性は男性の「他者」として常に存在しており、女性はその地位に対して何ら申し立てもせず暮らしてきたと指摘します。これはどういうことでしょう。私たちは、**「自分とは誰か」という問いを立てる時、必ずそこに自分ではない「他者」を見出し、それを自分と対立させることで自己を見出します。**例えば、村人に対するよそ者、日本人に対する外国人、そして男に対する女といったように。当然ながら前者に対して、後者は「見られる」側、つまり客体となり、客体は主体から「見られる」立場に立たされます。

続いて主体側は、対立する他者を自分より劣位に置くことで自らを優れた主体として位置付けようとします。ナチスがゲルマン人に対してユダヤ人を劣った民族とみなしたり、「白人」が自らを「黒人」よりも優れていると見なしたりしたことが象徴的でしょう。

これと同じように、いまだに何気ない会話の中で耳にする「女性は感情的、男性は理性的」、「男性は自分で考えることができるけれど、女性はできない」といったしばしば男性が口にしてしまうそれも、女性を自身に対して「他者」と位置づけ、自らをより優れた主体としてみなそうとする視線からうまれています。

ボーヴォワールは、対立構造を作り、他者を劣位に置くことで自己を見出そうとする人間の行動を、人間なら誰でもやってしまう本質的な行動とみなした上で、男女の対立はその中でも特徴的であると言います。なぜ特徴的かというと、他集団を自集団に対して劣位とみなす状況が起こる場合には、数の上での絶対的な不均衡が存在したり、その対立構造を作り出す歴史的な事件がたいていあったりするからです。男女の場合、数に不均衡はありませんし、それまで平等に暮らしていた男女の間に突然差別がうまれるような歴史的事件があったわけではありません。

特徴の二つ目は、ある集団からある集団が、「他者」と位置付けられる時、大抵はそう位置付けられた相手も相手を「他者」と位置付け、抵抗しようとすることです（例えば、「黒人」が「白人」を「他者」と位置付ける）。ところが、女性の場合は、そのような反転を試みようともせず、「他者」の地位を甘んじて引き受け続けてきました。

このため女性の男性に対する「他者性」は、男女の生物学的特性に根ざしたものと考えられやすいのですが、ボーヴォワールはそれを否定し、女性が男性に対して常に「他者」であり、それに対する反転が女性の側から起こらないのは、女性が固有の過去や、歴史、宗教を持たず、常に男性の間に分散して存在しているために連帯が妨げられたからであると述べます。

性によって社会を分断すること、つまり女だけのコミュニティと、男だけのそれを作り、社会を存続させていくことは不可能です。その結果、「互いに不可欠な二つの項の全体の中で「他者」である女性は、そこに定住することになります。ボーヴォワールはこのような共存関係の中で暮らす男女の心理を『第二の性』のなかで次のように分析します。

今では女も世界の建設に参加しはじめているが、この世界はまだ男の世界である。男はそれに疑問をもたず、女もほとんど疑問を感じない。仮に女が〈他者〉であることを拒否したり、男との共犯関係を拒否したりすれば、それは女にとって、上層カーストとの同盟が与えてくれる特典を全てあきらめることになるだろう。主君である男の家来でいれば、男は女を物質的に保護し、その存在の意味づけまで引き受けてくれるはずだ。(中略)実際、どんな人間にもそれぞれ自分を主体として主張したいという倫理的な要求と並んで、自由を逃れてモノになりたいという気持ちがあるからだ。（中略）これは、楽な道でもある。この道をとれば、各自が本来的に引き受けるべき実存の不安と緊張を避けることができる。したがって、女を〈他者〉と定める男は、**女の奥底にひそむ共犯性**に気づくはずである。（太字筆者）

ここにはボーヴォワールの女性に対する痛烈な皮肉が含まれます。男性によって定義される「他者」に甘んじ、男性が好むようなモノになれば、自由はなくとも、生きることの不安や緊張からは逃れることができます。男性が与えてくれる特典の中でそれなりに楽しく暮らしていくことができます。ボーヴォワールは『第二の性』の中で、「他者」に自ら甘んじたいと願う女性の欲望を見抜いているのです。

ボーヴォワールの論考は今から半世紀以上前の一九四九年に書かれました。その間フェミニズムが勃興し、「他者」として位置付けられてきた女性の立場は、ボーヴォワールの時代と比べると驚くほど変わったといえるでしょう。しかし「他者」として位置付けられるだけでなく、そこに自ら進んで収まろうとしてしまう「他者」としての女性の傾向は、「意志ある愛され顔」に象徴されるように未だに残っているのです。

選ばれ組のメンタリティ

愛するのではなく、愛されたい。選ぶのではなく、選ばれたい。「他者」の立場に置かれる女性たちの多くは、自ら「選ばれ組」のメンバーとなり、次のようなメンタリティを育《はぐく》みます。冒頭で紹介した水島さんの本とかぶるところもありますが、ここでは次の三つを重点的に取り上げます。

①メンバー間の終わりなき比較と外見への過度な気づかい
②選ぶ側ではなく、選ばれる側への攻撃
③いつも不安

①メンバー間の終わりなき比較と外見への過度な気づかい

「選ばれ組」の住人の最大の喜びは、「選ぶ組」の住人に選ばれることです。この結果、

「選ばれ組」の住人たちは外見重視となり、たとえ表面上は幸せそうに見えたとしても、水面下で相手を観察し競い合います。

「選ばれ組」のメンタリティを顕著に表すのが、第二章でも取り上げた就活生です。就活の時期になると学生の見た目が頭の先からつま先まで一気に変わるのは、かれらがこの時「選ばれ組」にいるからです。五年前、就活中の大学生から、「お辞儀をしても眉毛にかからない前髪の長さが好ましい」と聞いた時は、「そんな都市伝説のレベルのことまで気にかけないといけないのか!」と心底驚きました。就活戦線はその時よりも緩和され、新卒はむしろ引く手あまたと聞いているので、状況は多少違っているのかもしれません。ですが就活の時期になると途端に外見が変わる現象はいまでも見られるので、見かけへの気づかいは変わらず残っているといえるでしょう。

ところがリクルート担当の人に話を聞くと、リクルートスーツを着ているかどうかとか、髪の色が黒か茶色かといったことは、採用の際の重要事項ではないと話します。そんなことを気にするのはやめてその時間を読書にでも使ってほしいと言う方もいます。

ではなぜ就活生は、採用担当側がどうでもいいと考えている些細《ささい》なことに気を配るのでしょう。その最大の理由は、選ぶ側の基準がはっきりしないこと、加えてこの場で選ばれるかどうかが人生を左右すると多くの就活生が固く信じて疑わないことにあります。面接官がいったい何を、どう見ているかがわからないため、選ばれる側は、選ぶ側の思考や好みを最大限忖度《そんたく》し、それに沿った見かけとふるまいを作り上げることに注力します。選ばれるためには何かで際立つことが大事ですが、悪い意味で際立っては逆効果なので、同じ立場の就活生を観察し、どうしたらいいかわからない時には、周りと同化するよう努力します。**「選ばれ組」の習性のひとつである、終わりなき比較と外見・ふるまいへの過剰な気遣いは、ほんとうはわかりえない「選ぶ組」の視線を予測することで生まれているのです。**

②選ぶ側ではなく、選ばれる側への攻撃

この章の集団無視の事例を思い出して下さい。友人が、クラスの女子から集団無視をされたのは、女子に人気の男の子と仲良くなったことがきっかけでした。しかしなぜ彼女だけが無視をされたのでしょう。彼女が無視をされるなら、その男子も同罪ではない

でしょうか？　「選ばれ組」のメンタリティの二つ目のポイントは、「選ばれ組」は、「選ぶ組」の人々を表立っては攻撃できないという点です。選ばれることで幸せになれる、選ばれないと幸せになれないと固く信じて疑わない「選ばれ組」の住人たちは、選ぶ組の住人を攻撃し、自分がより「選ばれない」側に立つことはなんとしても避けたいと考えます。

その結果、「選ばれ組」の住人たちは「〝選ばれた〟選ばれ組の住人」を攻撃します。何かでずるをしたに違いない、ほんとうのあの人はすごく性格が悪い、そうやって自分が選ばれなかったことを納得させ、その人を攻撃することを正当化するのです。もちろんこれは当然逆もあり、「〝選ばれた〟選ばれ組の住人」が、選ばれたことで自信を持ち、選ばれなかった他の住人を見下したり、邪険に扱ったりすることもあります。

③いつも不安

「選ばれないと幸せになれない」と確信する「選ばれ組」の人々はいつも不安です。行動の基準は、究極的には知りえない選ぶ組の視線であり、それを想像しながらふるまうため心が休まる暇がありません。選ばれれば一瞬は幸せに感じるかもしれませんが、それはつかの間です。いつ選ばれなくなるかもわからないので、選ばれたからと言って安心はできず、選ぶ組の視線を気にする日々は変わらず続きます。

また「選ぶ組」の視線がなければ幸せかというと、そうでもありません。なぜなら「選ばれ組」の中にも、「〝選ばれた〟選ばれ組」という一級市民と、「選ばれない、選ばれ組」という二級市民が存在するからです。「選ばれ組」の二級市民たちは、今度は一級市民の視線を気にします。冒頭の集団無視も、選ばれ組の一級市民、すなわちリーダー格の女子に二級市民である他の女子が追随した結果と言えるでしょう。**「選ばれ組」はどのような時でも他人の視線から逃れることはできません。**この意味で、「選ばれ組」はいつも不安でいっぱいです。

やせる・かわいい・選ばれる

やせていたい、かわいくいたい、というのは多くの女性の願いでしょう。やせてかわいくなることで得られることはたくさんあるため、そう願って努力するのはおかしなこ

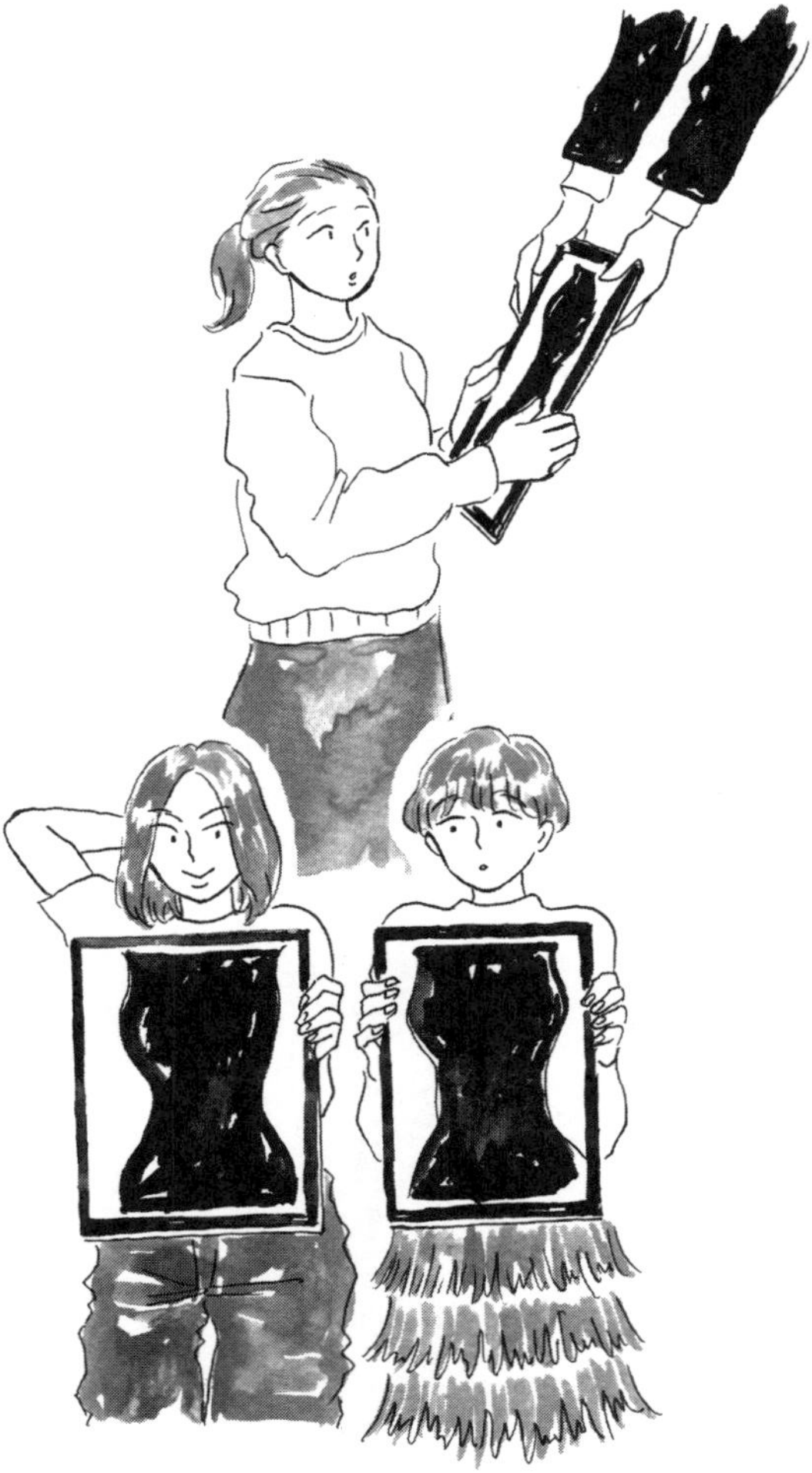

とではないと思うのですが、その努力の際に覚えていてほしいことがふたつあります。ひとつ目は、〝やせる〟と〝かわいい〟は、「選ばれ組」とたいへん親和性が高いということ。ふたつ目は、「選ばれ組」に女性がとどまることを奨励する空気が日本の中にあるということです。

既にお話ししましたが、未成熟な何か、成長途中の何かを愛《め》でるという点で「かわいい」には素敵な側面もあります。ですがいつまでもかわいくあろうとしていると、大人になることから自らを遠ざけます。その結果、**成人年齢を一〇年も過ぎてから、ようやく「かわいい」だけではやっていけないことに気づきます。でもそうやって生きることに慣れてしまっているため、「かわいい」を捨てたら「愛されない」のではないかと不安になってしまうのです。**

このような形で自ら「選ばれ組」にとどまってしまう人の多さが、他国には見られないほど過激な若い女性のやせすぎを作り出しているのではないかと私は思います。シンデレラ体重でいようと思えば、女性らしい丸みを帯びた体型になることはほぼ不可能です。その体型で胸を大きくしようと思ったらほとんどの女性が豊胸手術をするほかないでしょう。でもこの体型によって「かわいい」と指差されることは可能であり、その結果、女の子としてのそれなりの評価をこの日本社会では得ることができます。「大人の女性になろう」、そういう空気がこの日本社会にもっとあれば、そんな子どもっぽい体型はやめようとなり、ストッパーがかかるかもしれません。ですが、女性にかわいさを一義的に求める社会では、そのストッパーは働きません。シンデレラ体重は、かわいいの象徴として、女性たちが目指したい指標となります。

三〇歳近くになり、周りにもっとかわいい女性たちが増えて、初めてかわいくあり続けることの限界に気づくのではなく、もっと早くから多くの女性が大人になろうと考えることで、「選ばれる」をめぐる女性同士の醜い争いは減るでしょう。それはひいては、いつまでも子どものような体型を維持し続けることへの疑問につながり、日本女性の過剰なやせ過ぎを減らす契機となるはずです。

第六章　数字の魔力で世界が消える

ここまで承認欲求の問題と、やせ願望の社会的背景、およびやせた身体とジェンダーの関係について考察を深めてきました。ここからはより具体的に、ダイエットにときに疲れ果ててしまうのはなぜかを考えていきます。

みなさんがダイエットを始める際、ネットや本などを見てたくさんの情報を仕入れると思います。そこから食べ物を栄養素の塊として見ることを覚え、身体を体重や体脂肪といった数値に変換し、自己管理を始めるでしょう。このような自己管理は一般的に奨励されており、それがきちんとできる人は賞賛の眼差しを向けられます。しかし全員がそうなれるというわけではありません。そこには多くの脱落者がおり、この脱落者たちは、往々にして意志の弱い人たち、正しい知識が欠如していた人たちと呼ばれます。ですが、はたしてそうなのでしょうか。文化人類学者の私から見ると、数字と栄養素で

身体を管理しようとするダイエットは、人にとって食べることはどういう意味があるの

か、数字による食の管理が何を引き起こすのかにあまりに無頓着であり、そのことこそが多くの脱落者を出したり、ふつうに食べられない人たちを生み出す温床になっているように思えます。

この私の懸念をみなさんに共有してもらうため、ここからは「数字の魔力」、「糖質制限」、「ふつうに食べる」をキーワードに文化人類学の観点から現代社会のダイエットを批判的に読み取き、それぞれの章の末尾で、ダイエットの際に気をつけてほしいこと、大切にしてほしいことを述べていくことにします。

消えるおいしさ

まずは『なぜふつうに食べられないのか』に登場する澤拓美さんの「おいしさ」に関する語りを紹介します。澤さんは一食四〇〇キロカロリーという厳しい食事制限を何年も守って暮らしており、これは彼女の拒食症がひどかった頃のお話です。

磯野　ご飯食べているときに「おいしい」という感覚はありましたか。みんなと食べていて、「楽しいな」とか「おいしいな」とかいう感覚はありましたか。

澤　まず、「楽しい」というのはないですね。まあ、味はわかるんですよ。味覚はあるんです。この味は好きな味だとか。でも、「おいしい」っていうのは味覚だけじゃないですね。多分。味、味覚と、やっぱり、気持ちが。やっぱり、おいしかったら、もっと食べたいじゃないですか。でも、自分で「おいしい」と思うことを許していいないというか。味は好きだけど、最初から私は皿のここまでしか食べないと決めているんだから、あと一口っていうのは絶対に許せなかったので。

　だから、「『おいしい』って感じるか」といわれれば、「味は好き」というのの「おいしい」なんですけど、だけど、「おいしい」からといってもっと食べるかというと、そうではなく、「おいしい」からといって、口に感想で出すこともできなかった。「おいしい」っていうと、「もっと食べれば」って言われるから、一切言わなかったですし、ちょっと食べて「あ、お腹いっぱい、ごちそうさま」っていって終わりにしてしまう。食べ始めてからずっとそのことを考えているんですね。ぱっと見て、「あ、今日はこれとこれだけしか食べない」って決めちゃったら、周りがなんと言おうと変えられなかったですし、自分が決めた量を意識して食べるだけなんで。

澤さんにとって「おいしさ」とは感覚ではなく思考です。味は好きだけど、おいしいとは言えないから、おいしいと思うことを許せないといった語りが象徴的でしょう。ですが本来おいしさとは、おいしいと私は感じているかどうか、などと問い返すまもなく自ずから出てくる感覚です。しかし食事がカロリーの範囲内であることがもっとも重要である澤さんにとってはそうではありません。

これと同じような語りは同じく協力者の田辺敬子さんの語りにもみられます。田辺さんは、カロリーだけでなく、食べ物の栄養素や安全性にも着目し、食べて良いものと、食べてはならないものを厳格に決めていました。そんな田辺さんはインタビューの中で次のように語っています。

もう体に悪いっていうのが自然条件として出て来ちゃうっていうか、そういうブロックが最初からあるので、味だけで素直に（おいしい）っていうのがもうできないんですよね。あーこれ好き、っていうのが単純に言えない、っていうのがあるかなって。最近ちょっとゆるくなって来た感じがあるんですけど。

拒食や過食に苦しむ方にとって、食べ物は大変な関心ごとです。「食べたい、でも太ってしまう」という気持ちと一日中戦い続け、結果、朝から晩まで食べ物のことを考え続けてしまいます。でもいざ食べるとなると、おいしく食べることができません。私たちにとってありふれた感覚であるおいしさはなぜ消えてしまうのでしょう?

数字も色もない世界

おいしさの喪失は食べ物と身体を数字に変換することに深く関係します。そしてその理由を考えるためには、「そもそも数字とは何か」という本質的な問いを立てねばなりません。

とはいえ、私たちにとって数字はあまりにもありふれた存在なので、このようにいきなり問われても途方に暮れてしまうでしょう。こんな時に頼りになるのが、私たちとは全く異なる暮らしを送る人々の生活をその人たちの視点からとらえた調査報告です。

ピダハン

アマゾンに住むピダハンは、数字を表す言葉も、色を表す言葉も持たない民族です。それればかりか彼らは、「全部」とか、「少し」とか、おおよその量を表す言葉も持っていないのです。

こんな不思議な世界の中で暮らすピダハンについて、二〇年以上にわたる詳細な調査を行ったのが、言語学者のダニエル・エヴェレットです。エヴェレットとその妻のケイトは、ピダハンと生活を共にしながらかれらの世界観を学んでいくのですが、逆に彼らにお願いごとをされるときもあり、そのうちのひとつが計算でした。

ピダハンは物資を入手するため、度々外部の商人とコンタクトを持ちます。ところがかれらはお金の計算ができないため騙《だま》されることがたびたびあり、二人に計算を教えてもらうことにしたのです。ところがかれらの希望で始まった九カ月にわたる教室は散々な結果に終わりました。どれだけ根気強く教えても、かれらは一ケタの計算もできるようにはなりません。1＋1ですらきちんと答えを出せないのです。

それでは、色はどうでしょう。ピダハンは色を認識できないわけではありません。むしろかれらは非常に丁寧にかれらをとりまく環境を理解しています。ただ、夜空や瞳の色をひとまとめにして「黒」といったり、血の色やリンゴの色をまとめて「赤」と言ったりすることをしないのです。

こういう話を聞くと私たちは直感的に、遅れているとか、知能が未発達とかいった形で、かれらの中に本質的な原因を求めがちです。ですがエヴェレットは違いました。〈先進国〉の人々が〈途上国〉の人々に対して安易に使うステレオタイプを保留し、かれらの肩越しからかれらの世界を眺め、なぜ数字も色も必要ないのかを明らかにしようと試みたのです。

長年の調査から彼が辿《たど》りついた結論は、ピダハンは言葉の大部分を、直接経験できることに限定していることでした。よくよく考えると数も色も、ある事物に備わる性質に着目し、それをひとまとめにして語る抽象的な概念です。たとえば「赤」という言葉を直接体験することはできません。リンゴやトマトといった「赤」に分類されるものを見たり、ふれたりすることはできますが、それら具体的な事物を抜きにした「赤」そのものに到達することは不可能です。これは数も同様です。大きな牛と小さな牛がいる。長いヘビと短いヘビがいる。これを二頭とか、二匹という言葉でまとめることは可能です。しかし先ほどと同じように「二」という数を直接体験することはできません。数えるという行為は色と同じく、事物や生き物を、それぞれが持つ特徴に応じて抽象化することではじめて可能になるのです。

これは言い換えると、「赤」や「二」といった**概念で何かをまとめる際、私たちは内部の多様性に目をつむる必要がある**ということを意味します。厳密に言えば、リンゴの赤とトマトの赤は同じではありません。さらにリンゴにもトマトにも、赤だけでなく緑や茶色の部分が存在します。同じように動物でも頭の先からしっぽまですべてが同じということはあり得ません。身体には異なる傷跡があるかもしれませんし、誕生日も違うでしょう。しかし色や数字といった言葉を使って何かをまとめ上げる時、私たちはその中にある多様性や、違う見方ができる可能性を切り捨て、それらを全く同じものとして扱うのです。

なぜ数えるのか？

ここまで、数が抽象的な概念であること、だからこそ数える際には内部の多様性を切り捨てる必要があることを学びました。それでは、そうしてまで数える必要があるのはどういう時なのでしょう。

おそらく真っ先に思いつくのが「たくさんいるとき」です。これは一見もっともな考えですが、実はそうでもありません。たとえば生態人類学者の河合香吏《かおり》さんは、東アフリカ牧畜民ドトスの人々が、自分の飼っている牛を全て個体識別している一方、全部で何頭いるかは把握していないことを報告します。河合さんは、ドトスと同じ視点で牛を把握できるようになるために、ドトスの助けを借りながら、大変な時間をかけて個体識別用のカードを牛一頭ごとに作成しました。カードには、牛一頭一頭につけられた名前、性別、色、模様のパターン、角の形や耳に施された切込みの形、さらには牛がどうやって自分たちのもとにやってきたかといった来歴などの詳細な情報が記載されます。河合さんはそうすることで結果的に牛を数え上げるのですが、そのカードの総数はなんと二〇〇に達したそうです。

これでもうお分かりですね。たくさんいることは、数え上げの必要条件ではないのです。

それでは私たちが数を必要とするのはいったいどんな時なのでしょうか。このヒントをくれるのが、西アフリカ内陸の旧モシ王国を三〇年にわたって調査を続けた文化人類学者の川田順造さんです。川田さんは、モシ王国内のそれぞれの村を回り、首長に人口を訊《たず》ねた際、誰ひとり答えることができなかったと報告します。全部で一五人くらいの拡大家族の長に質問した時も同じ結果でした。

しかしこれは、かれらが村や家族を把握していないことを意味しません。牛を詳細に把握するドトスと同じく、首長や村長は、誰と誰が一緒にいるとか、その村や家族の中で何が起こっているのかはむしろ詳細に知っています。単にかれらは数えないだけなのです。川田さんは次のように説明します。

考えてみれば、老女から若い男やその妻、乳呑児《ちのみご》等々、人間として質的に著しく多様な人たちを、等質化して、数量化して「何人」と数えることの方がよほど不自然だ。

ところが一九世紀末、そんな不自然なことを真剣にやる一群がかれらの王国に現れました。この地に入植したフランス人です。フランス人は、モシの人々に税を課し、かれらを強制労働や兵役に駆り出すため、モシの人々を性別や年齢で類別し、人数を記載した帳簿を作りました。

数を必要としないピダハン、ドトス、モシ。一方、モシを詳細に数え上げたフランス人。ここから私たちは、**数が担う管理という役割**に気づくことができます。自分たちの目的に沿って、植民地の人々から効率的に税と労働力を徴収し、円滑に植民地を管理したい。より領土を拡大したい。このような管理、そしてその先にある拡大・成長の欲望が人に何かを数えさせます。

当然ながら、何を数えるかは管理者の視点で変化します。税金をどれだけとれるかを知りたければ、成人の数を数える必要が生じるでしょう。出生数をコントロールしたければ、成人女性及び妊娠適齢期に入る少女の数を数えるはずです。他方数えられないものはないものとして扱われます。たとえばモシの首長はそれぞれの村民の顔や、人間関係、そして家族の歴史を詳細に知っていました。他方フランス人入植者にとってそれはどうでもいい情報です。重要なのは一人頭どれくらいの税金が徴収できるかであって、一人一人の個性ではありません。**数で表されたものは、客観的で中立的なものと考えられ、それゆえに説得力を持ちます。ですが実際はそんなことはありません。何かが数えられるときそこには管理という独特な目線が入り込み、その目線の出所には、管理者が何を重要視し、何を軽視するかという管理側の世界観があるのです。**

数字が消す世界の彩《いろどり》——脱文脈化

数字を用いた管理の視点が人々の生活に入り込むと、そこでは何が起こるのでしょう。結論を先に述べると、数字の管理下に置かれたモノ／者たちは、それらがもともと埋め込まれていた文脈、すなわち具体的な世界から切り離されてしまいます。するとその影響を受けた人々の生活スタイルや考え方までもが変化することがあるのです。ここではこれを、**数字が持つ脱文脈化の力**と名付けましょう。

とはいえ、脱文脈化といきなり言われてもピンとこない方も多いと思うので、次のお話から私のいうところの意味をまず感じとってください。

「数字のない小さな国」

あるところに数字のない小さな国がありました。人々の足は小さなバスです。数字がないのでバスの時刻表はありません。バスは、太陽があのクスノキの真上に来たらとか、ミドリさんの家の煙突の辺りに来たらといった形で運行されます。運転手のショウは熟練です。どんな人がどこで乗ってくるのかをよく知っており、たとえ雨でも空の微妙な明るさの変化を感じながら運転します。また村人もその変化を日々感じながら生きているので、多少の難しさはあってもそれでうまく回っていましたし、ちょっと遅れる人がいても待ってあげたり、呼びにいったりしていました。

ところがある日、有名な学者がこの地を訪れ、ここには大変重要な遺跡があると世界に向けて発信します。村の人にとって、そこは単なる子どもの遊び場のひとつであり、村の人はその意味もよくわからなかったのですが、それからというもの大勢の観光客がこの国を訪れるようになりました。

そこで問題になったのがバスの運行です。村の人々にとっては「太陽がこの辺に来たらバスが来る」という情報だけで十分でした。ところが観光客は、「この辺」がどの辺りかがよくわかりません。どの家も同じように見えるので、どれがミドリさんの家かも不明です。いつ来るのか見当がつかず、置き去りにされたり、長い時間待たされたりする観光客が続出し、村長の元に大量の苦情が届くようになりました。

そこで村長は〈時計〉なるものを村に導入します。そんなものがなくても問題ないと一部の村人は反対しましたが、村長にとって観光客がもたらすお金は大変魅力的でした。そのお金によって、ピカピカの公民館が建てられたり、不十分だった下水道の整備ができたりしたからです。

いっぽう、変わったこともありました。目印だったクスノキは正しい運行の邪魔になると切り倒され、しばらくすると人々はそこに何があったかも思い出せなくなりました。同じころ、運転手のショウは仕事を失いました。数字の導入に伴い村に派遣された「数字アドバイザー」にとって、たとえ雨の日でも微妙な明るさの変化を感じられるというショウの能力はどうでもよかったからです。

その代わりにアドバイザーが重宝したのは、決まった運行スケジュールに従って、時計を見ながら、同じ速度でバスを走らせることのできる運転手でした。数字アドバイザーのトレーニングを受け、厳しい試験を通過した者だけが運転手の資格を得ます。資格を得た後も、その精度は常にチェックされ、五分以上の遅延を三回した運転手は、矯正トレーニングを課されることになりました。バスの運行は劇的に変わり、観光客の苦情は一切なくなります。加えてその正確さに対し、世界から賛美の声も届くようになりました。

村人も太陽と空を見る代わりに、数字の書かれた文字盤を見るようになります。以前はミドリさんの家の煙突から煙が出ていると「パンを焼いているんだな」、煙が出ていないと「大丈夫かな？」と様子をうかがいにいったものですが、そんなことはもうどうでもよくなりました。それどころか、「バスが来ない」と怒り狂っていた観光客と同じく、一分の遅延でも怒り出すようになったのです。

数字アドバイザーは顧客満足度を大変重要視していたため、それを知ったそれぞれの運転手は時間厳守をまず第一に考えるようになりました。加えてかれらは、他のどのドライバーよりも正確な運転をしようと考えるようにもなります。なぜなら顧客満足度は常に数値化され、運転手ごとの成果として張り出されていたからです。

数字アドバイザーはこの変化に大変な充実感を感じています。なぜならドライバーと村人たちは、アドバイザーに口酸っぱく時間のことを言われなくとも、自分で自分たちを管理するようになったからです。

もう誰も「太陽があのクスノキのてっぺんくらいに来たらバスが来るよ。この時期の太陽はまぶしくて、空はいつも真っ青。あの下でよくお茶を飲んだものさ。そういえば、ミドリさんが作る干しブドウ入りのパンは最高においしくてね……」などと、アドバイザーを辟易《へきえき》させる長話をすることはありません。

アドバイザーはもうすぐここを離れ、「数字のない国02」で働き始めます。〈正しい暮らしのあり方〉を世界中の人に教えてあげるために。

おしまい

数字がやってくるまで、村の人々にとってのバスは、クスノキや、その日の天気のこと、ミドリさんの家、そして家の中で焼かれるパンといったように、いま村で起こっていることを思い出させ、感じさせてくれる存在でした。なぜならバスは数字のない小さな村という具体的な世界、すなわち村の文脈に埋め込まれた乗り物だったからです。

しかしこの文脈こそが正確な運行を損なわせ、観光客をイラつかせる元凶でした。そのため村長は、数字を導入し、村の文脈からバスを切り離したのです。その結果、バスの運行は驚くほど正確になりました。しかし文脈から切り離されたのはバスだけではありません。それと同時に村人も文脈から切り離されました。だからこそクスノキは切り倒され、熟練運転手はクビになり、太陽の位置も空の色もどうでもよくなったのです。

加えて数字という文脈から切り離された指標を用い、運転手が横並びに評価されるようになったことで、今度は運転手たちが競いあうようになりました。運転手はそれぞれ得手・不得手を持った異なる個人から、管理の眼差しのもとで同質化しうる存在に変わりました。それだけでなく、その同質化の眼差しを運転手もそして村人も内面化し、自分で自分を数字で管理するようになったのです。

これが数字が持つ脱文脈化の力、言い換えると、世界の彩りを消し去る力です。

そこに「おいしさ」はあるか

数字は大変に便利なツールです。なんとなくやるよりも、時間設定をし、その中で仕事をした方が作業効率もモチベーションもあがりますし、目標を設定することで人はそこに到達し、可能であれば超えようとします。その意味で、数字は成長の原動力です。しかしこの力は同時に魔力でもあります。数字が持つ脱文脈化の力により、私たちは、自らが生きる文脈を大切にすることを忘れてしまったり、覚えていても軽視したりすることがあるからです。

ダイエットはその魔力が現れる場所の一つです。変身願望を元に、数値目標を設定して開始されるダイエットは、食べ方と暮らし方の大幅な変更を要請します。そしてその変更の仕方が適切かどうかは、体重や体脂肪率、筋組成といった数値で判断され、もし問題がある場合にはさらなる変更が要請されます。すると目の前の食べ物が自分の好きなものか、嫌いなものか、おいしいのか、そうでないのか、食べ物を共有している人々との時間を楽しんでいるかなど、そういった食べることとの文脈はどうでもいいものに変わります。数字のない村にやってきた数字アドバイザーがやったことを、私たちは自ら進んでやるのです。

私はダイエット自体を全否定するつもりはありません。「外見ではなく中身」とはよく言われますが、私たちは透明人間ではありません。他者からどう見られるか、どう呼びかけられるかの幾分かを、外見が決定することはこれからも変わらないでしょう。ですが、だからこそ、ダイエットをやる方は数字の魔力にとり憑《つ》かれないよう気を付けてほしいのです。

数字の魔力に取り込まれていないかどうかは、「おいしさ」を失っていないかどうかで簡単に確認することが可能です。おいしさは、あなたがあなた自身の文脈の中で心地よく食べているときに身体のうちから、ふわっと湧き上がります。したがって数字による脱文脈化の犠牲者にあなたがなっていないかどうかを知るためには最適なのです。例えば私は大学の講義で「最近おいしいな、と思ったエピソードは何ですか」と学生によく尋ねます。たくさんのエピソードが出され実に楽しいひとときになるのですが、そこで話されたひとつをご本人了承の上で以下に紹介します。

あゆみさん（二〇歳・仮名）にとっては、大阪行きの夜行バスで食べたバナナチップスチョコがそれでした。出発の日、一人暮らしのドアノブに、高校時代から付き合っている彼氏が、アルバイトの行きがけにかけておいてくれたのです。「おやつにどうぞ！あゆみはお腹が空くと具合悪くなるからね」と、付箋に無造作に書かれた手紙付きです。

あゆみさんが「おいしい」と感じた理由は、バナナチップスチョコそのものの味だけではありません。それが購入され、彼女の手元に届くまでの時の流れと、さらには、お腹が空くと無口になったり、突然元気がなくなったりするあゆみさんのことをずっと横で一緒に見てきた彼と過ごした時間の流れも彼女が感じたおいしさには欠かせません。おいしさとは、食べ物とともに現れる、自分だけの物語もともに味わうことなのです。

でももしあゆみさんが、「あと五キロ絶対にやせる！」という目標を掲げ日々ダイエットに心血を注いでいたら、このおいしさは感じられなかったでしょう。なぜならバナナチップスチョコは数字による脱文脈化の影響を受け、その結果、バナナチップスチョコとともにあった物語も吹き飛んでしまうからです。

それだけでなく、もう一人のあゆみさんが彼女を見下ろし、「そんなものを食べたら太る」と呼びかけます。その結果、あゆみさんは、これを食べたらどれだけ太るかとか、朝食はどう調整しようかとか、パッケージの裏面にあるカロリーから一枚当たりのカロリーを計算し五枚ならOK、といった計算を始めるでしょう。次第に彼女は、一分遅れたバスに怒りをぶつける「数字のある国の住人」のように、「バナナチップスチョコじゃなくて味つき昆布なら安心して食べられたのに！」と怒り出し、しまいには彼にそれをぶつけるかもしれず、ここまでいくと、ゆっくりと時間をかけて作り上げてきたパートナーとの関係性にも亀裂が生じかねません。

食べ物と身体を数字に変換する人はおいしさを感じることがとても苦手です。「おいしかったものは何ですか？」と聞かれても何も出てこない。何か言えたとしても、どうしておいしかったかの理由が言えません。結果、「どうしておいしいと思いましたか？」と聞かれると、「おいしかったから」といった堂々巡りの答えをしてしまうのです。

あなたは今おいしさを感じることができているでしょうか。この一週間くらいを振り返り、おいしさの物語をすぐに思い出すことができるなら、それはあなたが世界の文脈に織り込まれながら生きていることを意味します。他方、そのエピソードが全く浮かんでこないのであれば、ダイエットが引き起こす脱文脈化の罠《わな》にかかっているのかもしれません。もしそうであれば、あなたは何のためにやせたいと思ったのかを今一度考えてほしいのです。あなたがやせたいと思ったそもそもの理由は、もっといまを楽しく生きたい、そんなシンプルなものではないでしょうか。いまを楽しく生きるためには、具体的な世界の彩りと、それを一緒に作り上げてくれる仲間、そして何よりも、あなた自身にその彩りを感じ取れる力が必要です。そのために数字を手放す勇気をもってください。数字はツールであって、あなたの主人ではないのです。

第七章　糖質はダメなのか？——「正しい知識」のトラップ

糖質制限が日本に広がり出したのは二〇一〇年前後からです。以降、糖質制限市場は止まることのない拡大を続け、二〇一八年も様々な商品が発売されました。たとえば二月には、糖質を三三％カットできる炊飯器が発売され、四月にはタピオカやこんにゃくなどを使ったお米にそっくりなお米ではない商品が発売されました。お米のようなお米でない商品はその後も登場し、一〇月にはキャベツライスが、一二月にはご飯の代わりにカリフラワーを使ったカレーが発売されています。類似商品はいくらでもあり、麺抜きちゃんぽんや、シャリなし寿司、二〇一七年に新宿を歩いていた際は、麺の代わりを肉にする「つけ肉」なるメニューを展開するラーメン屋も目にしました。

他方、糖質制限はしばしば物議も醸します。たとえば二〇一六年四月には、モデルのマギーさんがシャリを残してネタだけ食べる姿がテレビで報道され、職人さんに失礼という大合唱が湧き上がりました。シャリ残しはマギーさんだけではなく、しばしばネットで問題視される話題です。これだけでなくトンカツ屋で衣を全部外すとか、ラーメン屋にこんにゃく麺を持参し「代わりにこちらで作ってほしい」と依頼するとか、半ば都市伝説的な話も耳にしたことがあります。からだのシューレで糖質制限を扱った際は、「パスタを食べると身体が汚れる気がする」とおっしゃった参加者の方がいらっしゃいました。

もちろん病気のため糖質コントロールが必要な人はいます。ですが、そのような抜き差しならぬ状況を外して私が懸念するのは、食べ方に融通が利かせられないほど、糖質への恐怖感を抱えている人が一定数存在するということです。この恐怖は身体に刷り込まれてしまっているので、どのような状況であろうとも、とにかく糖質を避けるという方向に身体が動いてしまうのでしょう。もちろんエビやカニ、あるいは小麦のアレルギーのように、特定の食べ物を身体に入れると命に関わるレベルの不調が現れるため、それらに恐怖を感じる人もいます。しかしシャリ残しに表れるような糖質忌避は、それとは明らかに異なります。なぜならそれは**身体感覚に根ざした過去の体験に基づく恐怖で**はなく、**糖質という栄養素についての学習が先立つ、概念に根ざした恐怖**であるからです。

それでは、糖質が身体に良くないという学習に根ざした概念的な恐怖は、いったいどれだけ妥当なのでしょう。糖質制限に限らず、いま世に出る多くのダイエットは科学的な正しさを主張します。したがって「概念に根ざした恐怖」は「科学的知識に根ざした恐怖」と言い換えることが可能なのですが、そもそもそこで訴えられている「科学的正しさ」はどの程度の妥当性があるのでしょう。医師によって書かれた糖質制限の書籍を例に考えてみたいと思います。

意外と薄い、糖質制限の科学的根拠

糖質制限の第一人者のひとりである糖尿病専門医の山田悟さんが、一般向け書籍である『糖質制限の真実』（幻冬舎新書）で展開する主張の一つを検討してみましょう。この本の中で山田さんは次のようにおっしゃいます。

2014年、私たちはエビデンスレベル1である無作為比較試験のデータを出し、日本人での糖質制限の有効性を示しました。これによって2014年以降は、日本でも糖質制限を批判することの根拠はなくなりました。

その上、2014年と2015年には、エビデンスレベル2の観察研究で、日本人では糖質摂取の少ない人のほうが糖尿病の発症が少なく、死亡率が低いというデータが揃《そろ》ってきています。従って、現時点で日本人に対する糖質制限は、エビデンスレベル1およびエビデンスレベル2で支持されているわけです。これを批判することは科学的根拠を無視した医療、すなわち非科学医療につながることでしょう。


「エビデンスレベル」とは科学的根拠の度合いであり、1がもっとも信頼度が高いとされています。つまり著者である山田さんは、もっとも信頼度の高い研究法において糖質制限の効果が確認され、さらにその次に信頼度の高い二つの研究においても同様の結果がでたのだから、日本人に対する糖質制限の有効性を批判することは非科学的だと言っているのです。

これを読んでどう感じましたか。日本人に対する糖質制限の有効性を批判するのは、科学のイロハを知らない素人という印象を持ったでしょうか。実は、いっけん説得力のある山田さんの主張には論文の過剰な一般化が見られ、そのためにせっかくの主張自体が非科学的になるという自己矛盾が見られます。

そこでここでは、その行き過ぎた一般化を具体的に示すため、山田さんが同書の〝おわりに〟で再び強調する、エビデンスレベル1の研究での日本人への糖質制限の有効性、糖質摂取の少ない群での日本人の死亡率の低さについて、その主張の根拠とされる論文に遡ってみてみましょう。

「糖質制限の日本人への有効性は確認された」、とは言えない

まず、糖質制限の有効性が日本人に対して確認されたという主張ですが、この主張の根拠となった論文は、二〇一四年に日本の英文誌に出された論文です。この研究に参加した被験者は二四名の糖尿病患者であり、そのうち一二人が糖質制限食、残り一二人がカロリー制限食を六カ月間にわたって試し、前者の方が有効であったという結果が出ました。つまり**この研究から示唆されることは、糖尿病患者に対する糖質制限食の六カ月**

間に限った有効性であり、日本人全般への有効性でも、数十年にわたる有効性でもありません。しかし山田さんは、糖尿病の患者二四人に対して行われた研究の結果を、あたかも日本人全体のことであるかのように拡大してしまっています（引用の前の文章も踏まえてより正確を期すと、ここで言われていることが糖尿病に限ったことなのか、それとも日本人全体のことなのかが判別しにくい言い回しとなっています）。

また、この研究一つですべての批判をシャットアウトできるかのような主張がなされていることも問題といえるでしょう。いくらエビデンスレベルが高いと言っても、一つの研究からそれほど大きなことが言えるわけではありません。どれだけ慎重にデザインされた研究であっても、その結果が偶然得られた可能性はぬぐいきれないからです。

だからこそ現在の疫学では、その可能性を最大限小さくするためのメタアナリシスという方法がとられます。これは類似した方法で行われた研究を複数集め、それらの結果を再統合して、どのようなことがいえるかを検証するやり方です。一つの研究で信頼性があると言われる場合もありますが、その研究は例えば二〇カ国二万人が参加するというような大規模なものです。したがって一つの研究で、糖尿病患者のみならず、日本人全体への有効性が証明されたと言い切ってしまう解説は、少々行き過ぎといえるのです。

「糖質摂取が少ない人は死亡率も低い」、とも言い切れない

次に「糖質摂取が少ないと死亡率が低い」という主張の根拠となっているのは、医師の中村保幸さんらが二〇一四年に出した英論文です。これにも先ほどと同様のことがいえます。まずひとつに、死亡率が低いという結果は女性に限ってみられたものであり、男性にはみられていません。しかし山田さんは、この結果を日本人全体への有効性の確認という形で拡大してしまっています。

それでは「女性で糖質摂取が少ないと死亡率が低い」ということは言えるのでしょうか？　実はこの主張をすることもこの論文からは難しいのです。その理由は、死亡率が高いとされた女性グループの平均年齢が、一九八〇年の調査開始時点で五七・二歳であることです。仮にこれを一人の女性とすると、彼女は、大正一二年生まれ、青春時代に第二次世界大戦を経験し、終戦の少し前に二〇歳を迎えた計算になります。第二次世界大戦後の日本の食事情は、戦前とは激変しています。したがってこの時代を生き抜いた

女性の健康状態を、全く異なるライフスタイルを持つみなさんにそのまま適用し、「糖質をたくさん摂ると死亡率が上がりますよ」と注意喚起するのは少々無理があるといえるでしょう。

また「たくさん糖質を摂ると死亡率が上がる」と言われれば、大胆な糖質カットが必要な気がしてしまいますが、この研究から導かれているのは、そこまで極端な話でもありません。元のデータを見ると、死亡率が低いとされたグループは、一日の摂取カロリーのおよそ五割を糖質から摂取しています。それに対し、現代女性の一日の糖質摂取量は総カロリーの約六割です。つまり平均的な糖質摂取をしている女性は、いま食べている量からほんの少しだけ糖質をカットすれば、この値を達成できるし、そもそもこの研究からは、糖質摂取が六割前後だと死亡率が高いという結果は得られていないのです。したがって先に指摘した時代の影響などを無視してあえて言明すると、平均的な糖質摂取をしている女性は何もする必要はない、というのがこの研究から言えることになります。

加えて、この論文において死亡率が高いとされたグループが一日の七割以上のカロリーを糖質から摂っていることにも注意を向けておきましょう。これはざっと見積もって一日にご飯茶碗五杯以上の分量です（一杯・150g＝240kcal／一日摂取カロリー1800kcalとする。ご飯のカロリーは農林水産省消費者相談ページより）。これだけの糖質を日々摂取している女性がいまどれだけいるかがそもそも疑問ですが、この研究に従えば「あまり運動もせず一日ご飯茶碗五杯以上を食べる女性は少しご飯を減らしましょう」という提言のほうが適切です。

つまりこの研究は、一日の食事からほぼすべての糖質をカットしたり、一回の糖質摂取量を二〇〜四〇グラムに抑えたりといった、糖質制限派の医師が推奨する食事法の有効性を裏付けているわけではありません。しかし論文が大胆な糖質制限の有効性を主張する一般書に埋め込まれたことで、主張そのものに科学的裏付けがあるように見えているのです。

科学が生まれる前の時代、多くの人々にとって恐怖は神様に罰せられることであり、希望は神様に救ってもらうことでした。結果、牧師や司祭など神の言葉を翻訳できるとされる人々が力を持ったのです。しかし社会の権威が科学に取って代わられた現在、その力は、科学の言葉で人間の身体を語り、その知識を使って身体に介入する資格を与えられた医師などの専門家に移譲されました。その点で糖質制限が医師によって主導されているのは象徴的と言えますが、その医師による言葉にこのようなエビデンスの拡大解釈が見られるのです。

医師をはじめとする専門家により書かれた一般向けの糖質制限の本を開くと、糖質がいかに私たちの身体に悪影響を与え、糖尿病や心臓病などの生活習慣病を引き起こす元凶であるかが、大量の科学用語と共に語られる一方、糖質を摂らなければどれだけバラ色の未来が待っているのかが滔々《とうとう》と語られます。あまりに説得力があるので、糖質制限の本を一、二冊読めば糖質についての恐怖は簡単に得られるでしょう。しかしここで示したように、「科学的に証明された◯◯」という専門家の主張が、誰にでも適用される真実であるかは疑問の余地が残るのです。

ダイエットを選ぶ際の三つの注意点

私は職業上、糖質制限の科学的根拠とされる論文を取り寄せ、統計の専門家に話を聞きながら時間をかけて検証することができます。今回の検証に関しても、社会疫学者である可知悠子さんの力をかなりお借りしました。しかし、この本を開いている皆さんが同じことを行うのはまず不可能といってよいでしょう。「『専門家の言うことも怪しい』と言われたらいったい何を信じたらいいの?」というのが皆さんの本音だと思います。私としても専門家に対する不信感をやみくもに広げたいとは思っておりません。信頼できる方々が医療現場には大勢いますし、みんなが論文を読んで、自分で判断ができるようになれば、そもそも専門家はいりません。

そこでここでは、専門的知識を必要としない、皆さんの日常的な感覚を使ってできるダイエットの判断基準を私の文化人類学的観点からお伝えすることとします。私からみて、慎重になった方が良いダイエットは次の三つ。まずひとつ目は、これさえ避ければいいという「タブー」を作るダイエット、ふたつ目が大胆な変身の物語を持つダイエット、そして三つ目がカリスマのいるダイエットです。

1 強烈なタブー

突然ですが、もしリビングの机にノートが置かれていて、「日記。絶対見ちゃダメ」と表紙に書かれていたらどう感じますか？　いけないとは思いつつ、見たくならないでしょうか。きっとあなたは机に向かうたび「絶対見ちゃダメ」にふわーっと引き寄せられ、いつの日かこっそりノートを開いて隅から隅まで読んでしまい、また見ていないふりを続けるでしょう。

全てではありませんが、禁止、すなわちタブーには不思議な力があります。表紙に何も書いてなければ気にも留めません。ところが「絶対見ちゃダメ」を見た瞬間、それを踏み越え中身を見たくなってしまうのです。例えば、世界中に見られる神話のパターンで、「見てはいけない」というタブーを破ったために、主人公に悲劇が訪れるという筋書きがあります。「鶴の恩返し」も、主人公の与ひょうが見てはいけない部屋の障子《しょうじ》を開けたことで別れが訪れました。「浦島太郎」も開けてはいけない玉手箱を開けたため、おじいさんになってしまいます。

このお話には、物語の筋書き以外なんの説明もありません。でも私たちは与ひょうと浦島太郎が「見てはならない」あるいは「してはならない」という禁止にするすると吸い寄せられ、タブーの扉を開けてしまう気持ちがなんとなく理解できてしまいます。それがなぜかはよくわかりませんが、これこそが私たちがタブーの特性を身体的に理解している証拠です。そうであるからこそ、その感覚を重ね合わせる形でこれらお話を読むのです。

なぜこんな話を出すかというと、タブーを課すダイエットの危険性を知っていてほしいからです。「糖質を控えろ。糖質さえ食べなければ健康になれる」と言われると、人はむしろ糖質に注目するようになります。なぜなら糖質というタブーを中心に、それを慎重に避ける形で、新しい食事の秩序を作り出すので、今以上に糖質に注目せざるを得ないのです。この行為がタブーを侵犯する誘惑を生むことはいうまでもありません。

以前、糖尿病専門医の杉本正毅さんが、糖質制限を実践しながら、時に糖質オフのホールケーキやチョコレートを定期的に一気食いする方のお話をしてくださったことがあります。強力な糖質タブーを自らに課したことが逆に糖質への渇望を生み出してしまったのでしょう。糖質に似せた何か、あるいは糖質そのものをドカ食いすることでなんとかその渇望を満たしたくなり、タブーを自ら侵犯してしまうのです。

ただ皮肉なことに、この渇望は、代わりにこれがありますよ、これなら食べても安心ですよ、という形での商品提供につながるため市場にとって格好のターゲットです。日本にこれだけ糖質オフの商品がある理由のひとつは、糖質が身体に悪いという情報がそこかしこで流れることで、人々がより糖質に注目するようになった結果かもしれません。

本章で扱った糖質制限に関する一般向けの書籍は、専門用語、グラフ、事例、そして専門家の権威を用いて、糖質というタブーを私たちの生活の前景に強力に押し出し、それにふれるとどのような悲惨な未来が待っているのかを繰り返し主張します。「糖質さえ食べなければいい」というのは簡単に思えるかもしれませんが、その結果、糖質を含むキャベツやニンジン、果物までもが危ないものに変化します。それまで意識に上ることさえなかった糖質が強烈なタブーとして日常生活のいたるところに現れるこの状況は、行くところ、行くところに「絶対見ちゃダメ」の日記が置かれているような状況です。

タブーだからこそ見てしまう。タブーだからこそ破りたい。その意味で糖質制限は糖質

中心ダイエットであることを覚えておいてください。

タブーと苛立ち

タブーを課すダイエットのもう一つの弱点は、そのタブーが、苛立《いらだ》ちや不安を容易に喚起する点です。私は二〇一六年から二〇一七年にかけてネットメディアの「現代ビジネス」に糖質制限に関する論考を三つ寄稿しています。強調したのは、言われるほどの科学的根拠が糖質制限にはないという、ここに書いたことであり、糖質制限をやってはならないとは言っていません。しかしこの記事に対し、厳しい糖質制限を実施する方から、私の人格や能力を否定するようなコメントがSNSを通じていくつか届き、中には「糖質制限をやったらもっとやせますよ」というアドバイスまでありました。タブーを中心に食を作り変えるということは、そのタブーにさわらない環境下で安心感を得るということです。しかしそれが強固になりすぎると、自分と秩序を共有しない他者に対して怒りや不安が湧いてきます。秩序は安心をくれる存在なので、それが破られたり、あるいはそれを尊重しない相手に出会ったりすると、相手がいかに誤っているか、あるいはいかに低劣な存在であるかを示すことで、自分の秩序の正当性を保持したくなるのです。

糖質制限のようなタブーを作るダイエットを行うときは、そのダイエットを始めたことで、タブーばかりに注目する生活に陥っていないか、そのタブーを共有しない他者に対する怒りや不安がむやみに増幅されていないかの二点に注意をしてください。食べることは世界と具体的な関係性を作り、更新することです。新しく始めたダイエットにより世界との関係作りが難しくなっては本末転倒です。

2　変身の物語

注意してほしいことの二つ目は、そのダイエットが大胆な変身の物語を提示していないかどうかです。いまから遡ること三十余年前、一九八〇年から二一世紀に入るくらいの時期にかけ、糖質制限と正反対の食事法が大変有名になりました。その食事法の名前は「鈴木式」。創始者は、鈴木その子さんです。

鈴木さんは、晩年近くなると、独特の風貌からメディアではキワモノ扱いされることが多かったため、彼女の原点が在野の料理研究家であることを知る人は意外と少数です。ですが鈴木さんは、医学と栄養学の見地、および自身のレストランである「トキノ」での実践を元に、独自の食事法である「鈴木式」を作り上げました。鈴木さんがその成果をもとに一九八〇年に発刊した『やせたい人は食べなさい』(祥伝社)は、瞬く間にベストセラーとなり、その後ミリオンセラーを達成しました。私の手元にある本書は、発売から六年後の七二刷版。表紙の袖にはこんな体験談が紹介されています。

一週間でウエストが細く……

「食いしん坊で、たくさん食べるのに、なぜ太らないの?」と、友人たちに羨ましがられる私ですが、本書を読んでその理由がわかりました。そこで、あらためて「鈴木式」を実行したら、身長一六四センチ、体重五一キロの私が、わずか一週間で、体重が二キロ減り、ウエストが二センチ細くなりました。

六カ月で二〇キロ減量成功

入社以来一四、五年で体重が三〇キロも増え、九九キロに肥満した私は、内臓のすべてを害して、最低六カ月の入院加療を宣告された。肥満で死ぬとは信じられず、美食の楽しみをあきらめきれなかった。そんなとき鈴木先生を知り、指導を受けて、病気は治り、体重が六カ月で二〇キロ減、ウエストも三〇センチ細くなった。

この本にはこんなミラクルな事例が次々と飛び出すのですが、鈴木式で特筆すべきは白米の扱いです。鈴木式では白米を一日三回食べることが必須であり、女性であれば一食一八〇〜二四〇グラム、男性であれば三〇〇グラムが必要です。ロカボとよばれる糖質制限の糖質推奨量が一日七〇グラムから一三〇グラムであることを考えると、どれだけ壮大な量かがわかるでしょう。

ですが鈴木式はそこにとどまりません。やせ気味の人には饅頭《まんじゅう》やアメのような脂質が低く、糖度の高い食べ物をおやつと夜食として食べることが勧められ、玄米よりも白米を食べなさい、というのです。糖質制限ブームの最中にあっては、自らデブと病気を招いているといわれても仕方のない食事法です。

瓜二つ——鈴木式と糖質制限

ところが面白いことに、鈴木式と糖質制限の物語の筋書きは瓜《うり》二つです。具体的にどこが瓜二つかというと、悪者を明確に定めている点、正義の剣を携えた人々が悪者を倒していく点、そして正義の剣を持つ人々を信じ、ともに戦った人々は生まれ変わった人生を手にできるという点です。

まず双方の食事法にとって、悪者に当たるのはカロリー制限を支持する人々です。多くの専門家が正しいと推奨し続けてきたカロリー制限こそが、人々を病気にし、不幸に陥れていると双方の食事法の提唱者は主張します。その意味でカロリー制限は権威の象徴です。鈴木式、糖質制限の物語は、この悪者を倒す形で描かれるのですが、二つの食事法が掲げる剣の形が大きく異なります。鈴木式は、糖質をしっかり食べて、脂質を避ける脂質制限。他方はタンパク質と良質の油をしっかり摂り、糖質を避ける糖質制限です。

形としては全く異なる正義の剣ですが、その剣に秘められた力はともに「科学」です。

面白いことに双方のダイエットはやり方は正反対ながら、ともに科学的であるといってはばかりません。

いずれにせよ、カロリー制限が正しいと信じて疑わない「権力者」にとって、それに反するダイエットは目障りでしかありません。結果、鈴木式も、糖質制限も、権威からの激しいバッシングを浴びますが、それに挫《くじ》けることなく少しずつ成功事例を積み重ね、人々の信頼を勝ち得ていくのです。

このいずれかのダイエットをきちんと実践した人々には劇的な変身が待っており、いずれにおいても得られる身体はほぼ同じです。たとえば鈴木さんは、自らが考え出した食事法は、高血圧、糖尿病、腎臓病、心不全、生理不順の解消、安産の実現、さらには子どもの家庭内暴力にまで効果を発揮すると述べます。これは糖質制限の第一人者である医師の江部康二さんの著書にも同様にみられ、脳梗塞《こうそく》、脳出血、心筋梗塞、さらにはがんの予防効果までが糖質制限で期待できるとされ、具体例として、花粉症、尿漏れ、脂肪肝といったさまざまな不調が改善したという声が本の中で紹介されます。また医師の監修した本にも目を向けると冷え症、アトピー、不登校の解消に始まり、糖質制限により成績が急上昇したなどの事例が並ぶものもあります。鈴木式と糖質制限、よく似ていると思いませんか？

人を惹きつけてやまない変身の物語

心理学者のジェローム・ブルナーは、文化人類学者、哲学者、文学者などの多くの論考を引きながら、物語の筋書きには無数のものが想定できるはずなのに、世界中にある物語の多くが、ある形式を共有することを指摘します。それは安定した状態から、危機が発生し、しかしその危機を乗り越え再び安定が訪れるストーリーです。ブルナーはこの筋書きが時代や地域を問わず普遍的に見られることから、人間が根源的に持つなにかしらの特性が、この形式に引き寄せられる、あるいはこの筋書きを生み出すのではと仮説を立てるのです。ここではブルナーが提唱する筋書きを「変身の物語」と名付け、論を進めましょう。

糖質制限と鈴木式が提唱するのは明らかに「変身の物語」です。これまでの安定した状態から一転、なんらかの危機が身体に訪れます。あるいは訪れるだろうという示唆がなされます。しかしその危機は鈴木式、あるいは糖質制限という、それまでの世界にはなかった食事法により乗り越えられ、世界は再び、以前よりずっと良い形の安定状態に戻ります。加えてこの変身の物語は、権力者に叩《たた》かれながらも自らを信じて挫けず戦い続けるという、もう一つの形式を織り込むことでさらに際立ちます。

体型を変えたいと願うとき、そこには、かわいくなりたい、モテたい、人気者になりたい、健康になりたいといった、なんらかの変身願望があります。そのとき、このような大胆な「変身の物語」を携えたダイエット法は大変魅力的に映ります。なぜならそのダイエットの結末にはなりたい自分がいて、そこへの道筋が「あるものさえ避ければいい」というシンプルな言葉によって提示されるからです。

ただ物語の中で描かれる世界が、現実の鏡写しであるとは限りません。箒《ほうき》に乗って空を飛べないことは、わざわざ言われなくともわかりますが、科学の言葉に彩られた物語は客観的事実を主張しますから、そこに書いてあることが現実にも起こるかのように私たちは錯覚してしまいます。だからこそ、**数多くの科学の言葉で彩られた大胆な変身の物語に引き寄せられた時、それをお話として読み、ある一つの栄養素を摂る、あるいは**

摂らないといったことだけで、人生が劇的に変わることが実際にあるのかどうかを考えてほしいのです。

3　カリスマのいるダイエット

最後に指摘したいのが、カリスマ、つまり神様のような人物が存在するダイエットです。強烈なタブーを作り、それさえ避ければ見違えるようなプロポーションと健康が手に入ると謳《うた》うダイエットは、タブーにふれるとどのように不幸になるかも同じくらい強調します。その結果、タブーに対する強烈な恐怖心が生まれ、いかにしてタブーを避けるかに注力するようになります。

すると「これは大丈夫なのだろうか？」という食べ物が数多く現れます。鈴木式であれば、肉や魚にもともと含まれる脂質、糖質制限であれば、みりんや砂糖など糖質を含む調味料を使った食品、糖質量の記載がない食品、人工甘味料などです。教科書にいくら丁寧に方法が書かれてあったとしても、現実はそれをはるかに超えて複雑なので、それでは太刀打ちできません。

これは考えてみれば当然のことです。第六章ですでに述べましたが、赤と青という区別は人間が便宜上行った線引きにすぎません。しかし現実には赤と青の中間色が大量に存在します。同じようにいい食べ物と悪い食べ物の境界を引いているのは人間であって、現実の世界にそのような境界が引かれているわけではありません。世界はどちらともつかない曖昧な食べ物があふれ、だからこそ現実の世界の曖昧な食べ物に出会うと不安に陥ります。食べてみることで感覚的な判断ができればまだいいのですが、科学を掲げるダイエットは、栄養素という感じることのできない概念をもとにするので、感覚的な判断はつきません。その結果、「この先生が言ったからこれは大丈夫、これはダメ」といった具合に、そのダイエットの提唱者の言葉が判断基準になります。

鈴木式と糖質制限の双方には、カリスマ的人物がいます。前者は鈴木氏、後者は数名の医師です。著書を読む限り、ご本人たちがカリスマになって人々を導きたいとはじめから思っていたとは思えません。

鈴木式が始まるきっかけは、鈴木さんの息子が拒食症で命を落としていたり、無理なダイエットで身体がボロボロになる女性に鈴木さんが多く出会ったことです。他方、糖質制限はカロリー制限を懸命にしても病態が改善しない患者さんの存在がきっかけとなっています。

私の理解ですが、双方のダイエットの創始者は、このそれぞれの文脈において現われる問題を解決するために、従来のやり方にとらわれず、具体的な努力をされた方々なのでしょう。ですが、かれらの著書を読むと、後になればなるほど当初の文脈が薄れ、主張が過激になっていきます。

それぞれのダイエットが万人にとって効果があるという形で開かれ、認知度が上がる中、曖昧な食べ物があふれる現実に対応しきれないそれぞれのダイエットのフォロワーたちが、安心を得るために提唱者のお墨付きを求めたのでしょう。あるいは売れる本を作りたい出版社の意向もあったでしょう。その要請に応え続けるうちに、提唱者はカリスマ的存在になり、主張自体も徐々に過激になっていったのかもしれません。しかしながらカリスマはあなたの人生の肩代わりはしてくれませんし、あなたの現実を共に生きているわけでもありません。**カリスマの判断を仰がなければ、にっちもさっちも行かなくなってしまうようなダイエットを長く続けることは難しい**と言えるのです。

第八章　ふつうに食べるをバカにしない

あたりまえ、あたりまえ、あたりまえ体操
右足を出して、左足出すと、歩ける
あたりまえ体操

（吉本興業チャンネル　Published on Jan 15, 2012）

これは芸人ＣＯＷＣＯＷさんのあたりまえ体操からの抜粋です。流行ったのは二〇一二年頃ですが、二〇〇〇万回を超えるＰＶ数を獲得しているので覚えている方も多いでしょう。

この体操の面白さは、当たり前すぎて言語化する必要もないと多くの人が考えていることを、あえて言語化し、それをＣＯＷＣＯＷさんがコミカルかつ真面目に演じたところにあります。しかしここでは「ふつうに食べる力」について考えるため、せっかくの面白い体操をあえて面白くない方向、つまり「右足を出して、左足出す」だけでは実際には歩けない、という方向に持っていきたいと思います。

例えば、「右足を出す」というのは、具体的にはどの辺りを指すのでしょう。自分の前方三センチでしょうか、あるいは一メートルでしょうか。選択肢は無数にあります。加えて、右足を出した後、左足はどのタイミングで、どのように、どこに出せばいいのでしょう。右足が地面に着くやいなやでしょうか。それともしばらく時間をおいてからでしょうか。膝は曲げた方がいいのか、それとも伸ばしたままでしょうか。腕はどうしておくべきでしょう。軽く振ったほうがいいでしょうか。あるいは体側にぴったりつけるべきでしょうか。このように細かく考えていくと、歩くという行為を説明するために「右足を出して、左足出す」だけでは全くもって不十分なことがわかります。歩くというのはもっと複雑な全身のコーディネーションなのです。

それだけではありません。歩行は場所とセットで初めて完成します。アスファルト、山道、砂利道、ぬかるんだ道、凍結した道など、様々な道がありますが、それぞれで歩き方は少しずつ異なります。また、くぼみや段差、穴ぼこがあれば、歩幅は変えねばなりません。天気も関係するでしょう。晴れと雨では、歩き方が違いますよね。

私たちは、自分を取り巻く環境を身体全体で察知し、それを瞬時に歩き方に反映させるという、高度で複雑な動作を日々行っています。ですが歩くことは私たちにとってあまりにもふつうの行為なので、右足を出した後、左足を出せば歩けるような気がしてしまうのです。

ところが意外と脆《もろ》い存在でもあるのが「ふつう」です。例えば私に「ウォーキングデザイナー」といった、なんだか大層な肩書きがついているとしましょう。歩行に関する医学論文もいくつか出しており、皆さんはそんな私の教室でウォーキングを披露させられます。それを数分眺めた私は、皆さんの歩き方がいかに間違っているか、そんな歩き方をしているとどんな恐ろしい健康被害が起こるかを図解などを交えてわかりやすく提示し、上腕の力をもう少し抜き肘は二〇度に曲げて、骨盤をもうすこし後傾させて、足の着地のタイミングをもう少し遅らせ、着地の位置はもう少し母指球側にずらして、といった細かい修正を加えます。そして私は皆さんに「これは毎日やらないと身につかないから、自分の歩き方を動画に収め毎日チェックするように。一週間後にテストをします」と伝えるのです。

こう言われたことで一体皆さんに何が起こるでしょう。熱心な人であればあるほど、ふつうに歩くことができなくなるはずです。自分の歩き方を外側から観察し、正しいとされるそれと比較し続けることで、今まで滑らかにできていた動きはぎこちなくなり、ひどい場合は、歩くことにストレスすら感じるようになるでしょう。そして、このチェックがずっと繰り返されると、それまでどうやって歩いていたかを思い出すことすら難しくなるはずです。

もちろん実際の歩き方教室がこのような指導をしているわけではありません。私がここで強調したいのは、「ふつう」は「ふつう」の構造を意識させ、**それを感覚的に行うことを禁ずることで意外と簡単に崩すことができる**という点です。

食を支配されたマラソンランナー

さて、この「ふつう」が食において徹底的に崩されたのが、元女子マラソン日本代表の原裕美子さんです。原さんは、二〇一七年八月、万引きによる窃盗の罪で逮捕されました。執行猶予つきで有罪判決がでたものの、二〇一八年二月に再び万引きをし、二度目の逮捕となります。同年一二月には、前橋地裁にて懲役一年、保護観察付き執行猶予四年の判決が言い渡されました。二回も逮捕されながら執行猶予付きの判決が出たのは、原さんが万引きを繰り返すまでの経緯、そしてその後の原さんの姿勢が裁判官に考慮されたからに他なりません。かなり大きく報道されたので、知っている方も多いと思います。

原さんの万引きには、彼女が摂食障害であることが影響を与えているとされています。なぜなら原さんは現役時代から過食嘔吐《おうと》に苦しんでおり、人間関係のトラブルなど強いストレスがあると、それが引き金になって万引きをしそれが次第に常習化していったからです。摂食障害と万引きの関係については、原さんの事件がきっかけとなり、広く知られるようになりましたが、摂食障害の専門家の間では常識といってよいほどよく知られている現象です（もちろん摂食障害に苦しむ人全てが万引きをやるわけではありません）。

ただ原さんのエピソードを見ると、「ふつうに食べる」がどうやって失われるのかがよく表れているため、ここでは万引きではなく、ふつうに食べられなくなる過程に注目し、原さんのストーリーを紹介します。執筆にあたっては、彼女について詳細で温かい記事を書かれているジャーナリストの江川紹子さんの記事を参考にしました。

原さんのストーリー

原さんがマラソンを始めるきっかけは、小学校五年のころからクラスで仲間外れにされていた彼女が、中学校の陸上部の先生から駅伝大会に誘われ、中学生と一緒に練習するようになったことでした。先輩たちは皆やさしく、練習すればするほど速くなり、マラソン大会では優勝を勝ち取ります。いじめは続いていましたが、マラソン大会の時だけは人気者になれるので、もっと練習してみんなと仲良くなりたいと原さんは考えるようになりました。中学、高校は陸上部で過ごし、予選落ちなどの挫折を経験するものの、それを圧倒的な練習量で乗り越え、原さんは全国レベルの選手に成長します。

走るのが楽しくて仕方なかった中高時代ですが、体重管理は高校時代から始まっていました。体重測定は朝練の前と、本練習が終わった後の一日二回。食べても走れば体重が落ちるので、そこまで気にすることはありませんでした。しかしクラスメートがお菓子を食べているとうらやましくなり、我慢できずにお菓子を買うと、今度は止まらなくなって一袋全部食べてしまい、エアロバイクをこいで体重コントロールをすることもあったそうです。

そんな体重管理が原さんに重くのしかかってきたのは、実業団に入ってからです。監督はとても厳しい人で、測定は一日に四回ありました。高校三年生の時にした怪我のため、体重オーバーで入団した原さんには、他の選手より多い練習が課され、休日も体重の報告が義務付けられます。それだけでなく食事の際は監督の目の前に座らされ、何をどのくらい食べていいかをことごとく指示されました。

過食嘔吐が始まったのはそんな過酷な生活を始めた入社一年目のときです。胃の中のものが込みあげてくるのを感じた原さんは、そのことに危機感を覚えつつも、「吐いてしまえば体重は増えないのでは？」、「我慢していたものを思い切り食べられる」と考え、そこから過食嘔吐の日々が始まります。吐くことでいままで落ちなかった体重は簡単に減り、毎日のように監督から怒鳴られることはなくなりました。自分の食べたいものも食べられ体重も減り、「こんなラッキーなことはない」と原さんは思ったそうです。世界陸上に出場した時も食べては吐きを繰り返していました。日々繰り返される過食嘔吐で歯が溶け、疲労骨折は八回も経験しましたが、吐くことをやめると体重が増えてしまうので、過食嘔吐はやめるにやめられなかったそうです。

原さんがふつうに食べられなくなる過程には、他者による「ふつう」への徹底的な介入がありました。競技スポーツにおける監督は選手に対して大きな力を持ちます。その人物に食事のたびに目の前に座らされ、食べる量を管理され、目の届かないところでも体重の報告を義務付けられる。こんな日々が続く中、食べたいように食べるという、小さい子どもでもできるような日々のふるまいを続ける力が原さんから失われたことは想像に難くありません。ふつうに食べる力は、それを調整している身体感覚を監視の中で徹底的に奪い取ることで失われていくのです。

原さんの場合は監督でしたが、拒食や過食に苦しむ多くの方は、その力を自分自身で奪い取っていきます（もちろんそこに到達する過程において他者の力があったことは言うまでもありません）。身体感覚に寄り添って行っていた食の調整を、糖質は一日何グラムまで、一日にとっていいカロリーはいくらまでといった形で頭に移譲させ、「ふつうに食べる力」を自ら奪い取っていくのです。

摂食障害は通常何か特別な事情を抱える人がなる病気と考えられがちですが、**食べることの調整を身体から頭に移譲する際、ふつうに食べる力は失われやすい**という点に着目すると、拒食・過食に苦しむ人々と私たちとの繋《つな》がりが見えてきます。なぜなら自分の食を数字や栄養素といった観点から頭で理解し、その上で管理することは私たちの社会で奨励されているからです。もちろん医学的、栄養学的な視点から、病気にならない食べ方を学んでおくことはとても重要なことでしょう。たとえば深夜にファーストフードをたっぷり食べている人は、当然そのような知識に基づき、食べ方を変えていく必要があると思います。

しかし身体と食べ物を物質の塊とみなし、それを細分化することで発展してきた医学や栄養学のモノの見方を徹底すると、ふつうに食べることがそもそも難しくなるという危険性について、目が向けられることがあまりありません。

ふつうに食べられることは、無限定空間で生きられること

とはいえ、「ふつうに食べられなくなる」ことはなぜそんなに問題なのでしょう。感覚的に食べるより、「正しい」知識にもとづいて、考えながら食べる方が身体には良いのではないでしょうか。

これは第六章で展開したことと密接に関わっているのですが、「ふつう」に食べられなくなることの問題点は、それを失うことで世界に具体的に織り込まれて生きる力も同時に失われてしまうことです。それは、晴れている日のアスファルトの上なら歩けるけれど、それ以外の道で歩かなければならなくなった途端にフリーズし、どうやって歩いたらよいのかわからなくなってしまうような状況です。

歩くことと、食べること。このどちらもが世界と具体的にかかわる行為です。私たちを取り巻く世界の状況は日々変わります。ときに私たちはぬかるんだ道や山道を歩かねばならず、ときに私たちは初対面の人たちと食卓を囲んだり、糖質量もカロリーも全くわからないものを口にしなければなりません。**ふつうに食べるとは、そんな刻々と変化**

する世界に、ふわっと入り込んで身体を馴染《なじ》ませ、その中でたいした意識をすることもなく、食べ方を微妙に調整しながら心地よく食べられることであり、頭にため込んだ知識で、食べる量や内容を管理することではないのです。ダイエットに勤《いそ》しむ人が突然堰《せき》を切ったように食べ始め、その結果リバウンドをしてしまうことがありますが、これは頭で食事を管理し続けることに身体全体が疲れ切ってしまった結果ではないかと私は考えます。

実は私と全く同じことを人工知能研究の観点から考えていた方がいらっしゃいました。数理科学者の松田雄馬さんです。食と人工知能がどう結びつくかさっぱりわからない方も多いと思うのですが、松田さんは、生命を持つ人間として食べるとはどういうことかを考える上で、大変に重要な知見を提示されています。

松田さんの著書『人工知能はなぜ椅子に座れないのか』（新潮選書）では次のような議論が展開されます。まずひとつに、「人工知能がそのうち人間に取って代わるのではないか」という昨今聞かれる議論に対し、そんな簡単に人工知能は人間に取って代われないと反論します。

なぜか。それは人間には、プログラムでは決して書き切ることのできない「無限定空間」で生きる力が備わっているからです。無限定空間とは、わかりやすくいうと日々変わり続ける私たちの世界のことを指し、人工知能はこの中でうまく動くことができません。例えば歩くという行動がいかなるものかを詳細にプログラムすることで、歩くロボットを作ることは可能です。しかしこれを現実世界の無限定空間においたらどうなるでしょう。プログラムされていない障害物や、くぼみにはまるとロボットは転びます。人間であれば転んだことに気づいてそれを立て直そうとしますが、自分という感覚のないロボットは、転んだ事実に気づくことすらなく、プログラムされた通りに足を動かし続けるのです。

そうであるならば、考えられるありとあらゆる問題をプログラムとしてロボットに埋め込み、その上で歩かせればいいという考えが思い浮かびます。ですが残念ながらそう簡単にはいきません。無限定空間で起こる変化があまりに多様であるため、考えられる変化のパターンをプログラムしている間に人間が疲れてしまうだろうと松田さんは指摘します。冒頭で右足を出して、左足を出すだけではふつうに歩くことはできないと述べましたが、この難しさは人間のように歩くロボットを作ろうとすることで、さらに明らかになるといっても良いでしょう。

機械が人間のように食べることはそもそもありません。ですが、人間のように食べる機械を作ろうとしても同様の障害が発生するはずです。歩くと同じように、何が食べ物で、何が食べ物でないのか、どのくらいが適切で、どういう作法が適切な食べ方かといった、食についての詳細なルールを事前にプログラムしておくことはできます。しかし無限定空間での食は、私たちが事前に想定できる状況を常に超えてきます。コップに味噌汁を入れることは通常奇妙に見えますが、コップしかない状況、あるいは和テイストのコップであれば、それは適切かもしれません。同じように私たちはふだん床に座って食べることをしませんが、ピクニックであればそれはむしろふつうです。

それではその「ふつう」をどうやって機械に判別させればいいのでしょう。松田さんは、事前に外から決め打ちをして、それに他の機能を従わせる「中央制御」のシステム、つまり頭に身体を従えるやり方では、想像を超えた変化を起こす無限定空間に対応することはとてもできないと指摘します。

人口知能の越えられない壁である無限定空間。ところが、正確性で人工知能に遠く及ばない私たちは、身体を持つことによって、その壁をやすやすと越えることができます。それは一体何故でしょう。その答えはシンプルで、そのための練習を私たちは生まれた瞬間から行い、そこで学んだことを身体に刻み込んでいるからです。例えば、生まれたばかりの時、私たちは一人で食べることすらできません。食べ物を全て外から与えてもらい、やっと生きながらえることができる私たちは、成長の過程で、大人から教えてもらったり、周りの友達の食べ方を真似したりしながら、少しずつ食べ方を学び、それを何百回、何万回と繰り返す中で、感覚的に食べ方をつかんでいきます。その結果、私たちは多少環境が変わろうとそれに戸惑うことなくふつうに食べることができ、その力が私たちの日常生活の基盤を作っていくのです。他方、身体のない中央制御の人工知能にはそれができません。これが、将棋や囲碁のように環境が安定しているところでは人工知能が人間を凌《しの》ぐ力を見せながら、歩いたり食べたりという私たちにとってあまりにもありふれた行為は「ふつうに」できない原因なのです。

機械のように食べたがる私たち

それでは私たちは、無限定空間の中に身体を織り込ませて生きるという、生まれた時から長い時間をかけてようやく得た力を存分に生かして食べているのでしょうか。残念ながらむしろ流れは、この力をないがしろにするような方に向かっていると言わざるを得ません。私たちの日常に溢《あふ》れる医学、栄養学的な情報は、こんな食べ方をするとこんなリスクがある、この食べ物にはこんな栄養素が含まれていて、これは食べない方がいいけれど、これは食べてもいい、といった形で、中央制御のシステムを身体にインストールするよう私たちに勧めてきます。食べ物を感覚的に選択することは愚かなことであるかのように、あらかじめ正しい知識を持ち、それを用いて食べるよう指導を始め、多くの人がそれに従います。

これはまさに、やっていいこととやってはならないことを事前に決めておく、人工知能的な食べ方です。状況に応じて食べ方を調整したり、その場で楽しい、おいしいと感じることは、あらかじめ決定したルールを破ることにつながりかねないので、自ら感覚と感情を封印し、世界と身体がどう関わり合っているかではなく、目の前の食べ物が身体という物質にどう影響するかに注意が注がれます。もちろんこのような中央制御は時には重要でしょう。ですがそうすることで、生まれた瞬間から長い時間をかけて培われてきた、無限定空間の中で食べられる力を失っては元も子もありません。

だからこそ、食べたいものを食べるようにしたり、ふつうに食べる練習をして摂食障害から回復をしたという話を聞くと、そういうこともあるだろうと妙に納得をするのです。なぜならふつうに食べる練習は、食を中央制御システムに移譲させることで失われてしまった無限定空間で生きる力を取り戻す作業でもあるからです。

例えば、シューレメンバーで管理栄養士の鈴木真美さんは、体重が三四キロまで減った時、このままでは子どもが産めなくなるかもしれないという懸念から、三食とおやつを絶対に食べることを決め、それを続けた結果回復に向かいました。私が考える真美さんの食べ方のポイントは、真美さんの練習が、この社会で営まれる食のリズムとほぼ同じであったことです。ふつうに食べられるとは、コミュニティ内の人たちと共に生活を営める力に直結しますから、周りの人と同じように食べるというただそれだけの行為が、

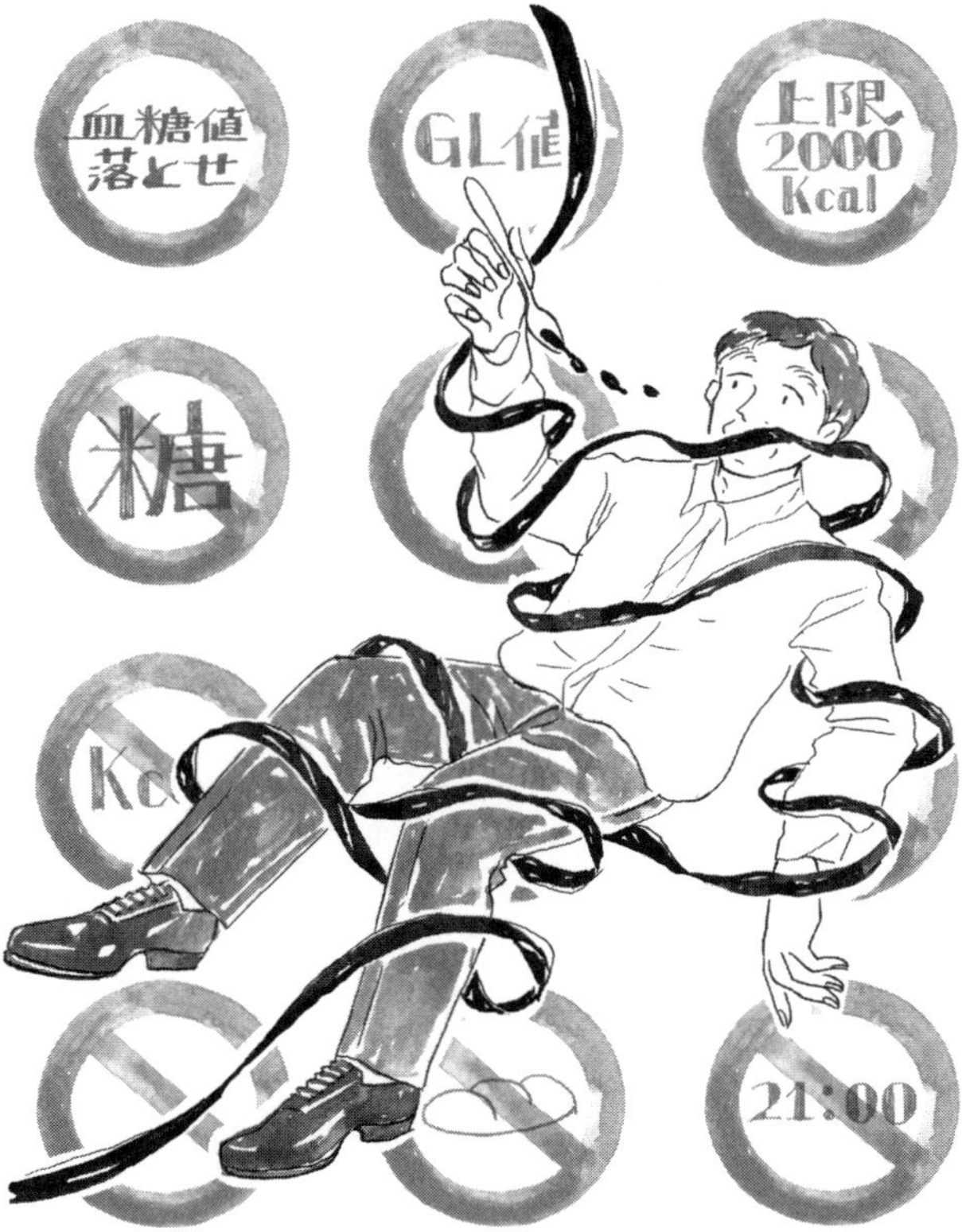
血糖値
落とせ
GL値
上限
2000
Kcal
糖
21:00

真美さんの身体に社会という集団の中で具体的に生きる力の回復をもたらしたと考えられるでしょう。

もう一人のメンバーの吉野なおさんは、食べる、食べないにこれ以上ふり回される人生を送りたくないと決意した時から、カロリーや、食後の体重変化を考えて食べ物を決めるのではなく、その時に食べたいと思ったものを食べる努力を始め、それが一つの契機となって回復に向かいました。なおさんの回復の仕方も、この章の議論によく馴染みます。回復の過程でなおさんは、中央制御の食事コントロールを、身体のうちから湧き出す身体感覚に移譲しました。他の工夫を回復のためにされていることももちろんですが、食べたいものを食べてみるというシンプルな行為が、ふつうに食べる力の回復に寄与したことはいうまでもありません。

この二人の回復は、胃袋という言葉をキーワードに、人々の「食べる」の変遷を丁寧なフィールドワークの中で描き続けている、歴史地理学者の湯澤規子《のりこ》さんの言葉と共鳴します。湯澤さんは、日本人の戦後の食を描いた『7袋のポテトチップス』（晶文社）の中で、現代に至るまでの食の変遷を次のように述べています。

五感でとらえる世界は絶えず変化する。それは、自然や人が二度と同じ状態にならない、変わり続ける存在だからである。その一方で言葉や情報は変化しない。それらは固定し、増殖し、固着する。したがって、たとえば五感や共在感を手ばなすと、移ろいゆく季節の香りや風の表情、水のせせらぎ、先人たちが土に込めてきた丹精、食べものになる前の生きものの命のあたたかさを実感することは少なくなる。そして言葉だけが先鋭化していく社会の中では、自分の五感で確かめた主観的な情報よりも、誰かが発信した電子信号となって届く情報のほうが客観的であると疑わずに、それを信じる人々が多くなり、先鋭化した言葉が拡散し、増殖していく。

これまで私たちは感覚を手ばなして言葉を使うようになることを「進歩」と考えてきた。主観的にではなく、客観的に説明する方法を追い求め、一期一会の事ごとよりも、事物の再現性の中に、科学的根拠を見出してきた。こうした状況は本当に進歩と言えるのだろうか。

湯澤さんは著書の中で、食べることはほんらい変わりゆく世界とともに生きるための営みであるにもかかわらず、食べ物が栄養素といった情報や、「いいね！」をもらうための記号といった一元的な意味に収斂される中で、そのほんらいの意義が失われていくことに警鐘を鳴らします。湯澤さんの議論を真美さんとなおさんの回復のストーリーにつなげると、**ふつうに食べられる力の回復は、世界と具体的にかかわり合って生きているという感覚の回復**とも言い換えることができるでしょう。

食べ物や身体についての情報が電子信号となって、私たちの生活に絶え間なく入り込むいま、やせたいという気持ちを捨てること、頭で食べるのをやめることは、もはや不可能な時代に私たちは生きています。ですがそんな社会の中にいるからこそ、自ら進んで人工知能のような生き方を選び取らないという姿勢が重要です。人工知能のような生き方をすれば、無限定空間で生きる力を持たず、しかしコンピューターのような正確性と冷静さは欠いた人工知能の劣化版のような存在に自らを陥れることになるでしょう。そしてそれは私たちがダイエットにより得たかった生の形なのでしょうか。

あなたの「食べる」はどこで行われていますか？　一度考えてみてください。

終章　世界を抜けてラインを描け！

ここまで私たちは、やせたいと思う気持ちは自分の外側からやってきて私たちの中に住み着いたものであり、その気持ちは承認欲求と分かちがたく結びついていること、ところが承認欲求に対し現代社会はあまりいい顔をせず、他人のことは気にせず、自分らしく生きている（ように見える）人をむしろ賞賛すること、その結果、私たちは、承認欲求などなさそうな顔をしながら、一方でそれを満たすといった、矛盾したふるまいをせざるを得ないこと、この三つを第一章と第二章で共有しました。続く第三章から第五章では、女の子であることとやせたい気持ちの密接な関わりを示し、女の子でいようとすることが、女性同士の無益な争いと、終わることのない「やせ合戦」を生んでしまう危険性、そして、「選ばれる」女の子として生きようとするのではなく、大人の女性になる生き方を多くの人が選ぶことが「やせ合戦」を回避する処方箋になるだろうことを指摘しました。そして第六章から第八章においては、食べ物や身体を数字や栄養素といった概念に変換し、その知識に基づいて頭で食べようとすることで、刻々と変わりゆく世界に身体を織り込ませながら食べて生きるという、いのちを持つ生き物にとって必須の力が失われかねないことを警告しました。

三つのパートに大きく分かれるこの本は、それぞれ別々のことを話しているように見えますが、全ては本章の副題である「やせること、愛されること」に直結します。ダイエット垢《あか》を作って日々の様子をインスタグラムにあげる一〇代女子も、科学用語で完全武装し糖質制限に勤しむ中年男性も、誰もが羨む身体を持つことで周りから素敵な人と指差され、認められたい、もっと突き詰めれば愛されていると感じたい、その願いから逃れてはいないはずです。

しかしこの願いは私たちをさらに苦しめます。第一章と第二章で述べたように、他人から承認されたいと願うほど、私たちは他人の好みに耳を澄ませ、他人のニーズを満たすよう生きねばなりません。自分は正しい素敵な生き方をしていると他人に示さねばなりません。すると、どうやったら他人のニーズを満たせるかについてのマニュアルが目につくようになり、そんな自分をどうやってプレゼンすればいいかを指南してくれるコンテンツをサーチし、読み込むようになります。その結果、自分らしくあることを何よりも大切にする社会に住んでいるはずの私たちは、自分らしさなどかけらもない、他人に「選ばれる」ための人生を、他人の記した手引きに沿いながら歩むこととなります。

このような生活に安らぎがないのはいうまでもありません。他者の声には一貫性がありませんし、生き方のマニュアルはトレンドに応じて刻々と変わります。加えて、マニュアルの書き手によって内容が正反対のこともありますから、一体どれが正しいのかはわかりません。**愛されようとして懸命にもがいた結果、私たちは他者の声に漂流し、溺《おぼ》れてしまう**のです。

他者の声に漂流した人たちに向けて、安易に投げられる浮き輪が「あなたはあなた」、「自分らしく」というかけ声です。ですがこれらのかけ声こそが、他人との無限比較に私たちをさらに突き落とす可能性を孕《はら》みます。私たちの存在は他人に呼びかけられることで始まり、呼びかけられ続けることで維持されます。他人に呼びかけられることで自分は初めて存在するという抗えない事実に向き合いながら、他者の声に漂流することのない自分はいかにして実現しうるのか。

この問いに対する答えが見えれば、認められること、愛されることを求めて過度なダイエットに走って疲れ果てたり、ダイエットマニュアルに過剰に依存し、ふと気づいたら、以前は何も考えずにできていた「ふつうに食べる」ができなくなったりしてしまう、そんな生き方を避ける、あるいは抜け出すことが可能になりそうです。

第二章の最後で私は「自分が他者に呼びかけられることで始まるという事実を認めつつ、でも自分の身体が他者の声で満たされないようにするには一体どうしたらいいのか」という問いの答えを保留しました。これまでの議論を踏まえつつ、この終章でこの問いに対する私なりの答えを提示してみたいと思います。

点からラインへ

他者の声に漂流しないための処方箋の一つは、**自分を点ではなく、ラインを描き続ける存在として捉えること**です。私たちの社会は、個人を点で捉える言葉に満ちています。名前、出身校、肩書きに始まり、個々に付けられた診断名や、キャラといった言葉、これらは全て、私たちの存在を点とみなす考え方が前提になっています。だからこそ、数えること、分類すること、個々の違いを語ることが可能になるのです。

近年盛んに叫ばれるようになった、多様性や、繋《つな》がり、絆《きずな》といった言葉の後ろにも、実は点の発想があります。例えば多様性が示されるときのイラストや写真のテンプレは、異なる人たちが一堂に会し、笑顔でこちらを向いているといったものです。あるいは、こんな病気を持っている人がいる、こんな生き方をしている人がいるといった形で、個々のストーリーを紹介するやり方もよくとられます。一見わかりにくいですが、これらの背後には、平面図にこれまで知られていなかった新しい点を置き、すでに知られている点との差異を示そうという発想があります。

繋がり、絆といった言葉も同じです。これら言葉から想像されるのは、異なる個人と個人が、互いに手を伸ばして結びつくという絵柄です。つまりこれらも個人を点として捉える発想に支えられているのです。

個々を点で捉えるという発想は間違いではありません。私たちにはそう捉えられる側面が確かにあります。しかし観測方法を変えると光が粒子から波になるように、観測方法が一つであれば、光を波として捉えることができなくなるように、私たちが何気なく使う言葉が私たちのものの見方を制限し、それがひいては生き方までも制限するやもしれない可能性に目を向けておくことは重要です。なぜなら言葉は世界を切り取り、そこに意味を与える装置であり、私たちはその意味に導かれながら生きる存在だからです。

従ってここでは、私たちの世界の見方、ひいては生き方を制限しかねない「点」という発想を保留し、**私たちの存在をラインとして捉える世界の見方**を提示します。

この見方は単なる概念上の言葉遊びではありません。生きるとはじっさい、具体的な動きの連なりだからです。目覚めること、朝ごはんを食べること、歯を磨くこと、部屋を掃除すること、スマホをいじること、コンビニに出かけること、初対面の人と出会って会話すること、私たちの生はそんなささやかな動きの連続で成立します。

他方、たとえば私が講義の受講生を学生という点の集合体として捉えてまとめあげてしまうとき、それぞれの学生が描いてきた固有のラインは見えにくくなっています。ですが教員の私にそのラインが見えにくかったとしても、それぞれの学生が皆異なるラインを描いて生きていること、そしてこれからもそうであろうことは誰が考えても自明です。

こうやって私たちの存在を、世界を通り抜け伸びゆくラインとして捉えると、「自分らしさ」を発見するために他者と自分を比較することの無意味さが見えてきます。なぜなら、あなたと全く同じ人生を歩んでいる人はこの世にあなた以外いない以上、**生まれてから今まであなたが描いてきた、そしてこれから描かれるだろうラインは、当然ながら唯一無二であり、このラインこそがあなたらしさに他ならない**からです。

また私たちの存在をラインとして捉えることのもう一つの意義は、こう捉えることで**自分らしさが自分の外にある**ことが明確になる点です。ラインを描くとは世界と具体的に関わり、通り抜ける中で初めて描かれる人生の軌跡です。友人とのランチ、飼い猫とのふれあい、公園の散歩など、あなたが、他者や動物、植物、モノと具体的に関わるとき、それらの存在との間にラインが引かれます。その意味で、あなたが今まで残してきたラインは、あなたが今まで出会った人間を含む生き物、モノや事との共同作業の成果です。つまり自分らしさを見出《みいだ》したいのなら、自己分析をするよりも、世界と具体的に関わり、その中であなたと世界の間に何が生成されるのか、それにどんな意味があるのかを身体全体で感じ取れる力を養った方がいいでしょう。

誰とラインを描くのか

ラインはあなた一人で引けるものではなく、あなたの外にある軌跡であるゆえに、ラインの行く先を完全にコントロールすることはできません。あなたではない存在が、あなたとの関わりの中でどういう動きをするかはわからないからです。その意味でラインとは、予測不可能な動きを伴う生の営みなのですが、だからこそ、ラインの行く先を管理したいという欲望が私たちの中に生まれます。

未来に何が起こるかわからないというのは、ときめきであると同時に恐怖です。その恐怖を減らすには、出会いの幅をコントロールし、自分が目指す未来に最短距離で到達できることが予想できる存在だけと関係を持つことがベストです。しかしこの欲望が先走ると、ラインから動きが奪われ、ラインは点と点を連結させるだけの直線に変わります。言い換えると、**私たちはラインであることをやめ、点という存在であることを選択するのです。**

これは一体どういうことなのでしょう？　ここまでの議論は文化人類学者のティム・

インゴルドが書いた『ラインズ』（左右社）という書籍にある議論を人間関係に移し替え展開しているのですが、より話を摑《つか》みやすくするため、『ラインズ』のなかでインゴルドが、ラインと対比させながら使う「連結」という言葉をさらに導入し、話を進めます。

タグ付けする関係

世界には、あなたを点で捉え、あなたに利用価値があるときだけ、連結したいと考えている人、あるいは連結した関係しか作れない人がいます。**連結する関係とは、あなたをラインではなく点として捉え、点としてのあなたについたタグに注目し、それに安心感を覚えて繋がろうとする人間関係のあり方です。**連結する関係はわかりにくいので、ここからはこの関係を「タグ付けする関係」と名付けましょう。

「タグ付けする関係」でまず注目されるのは、文字通りあなたについたタグの価値です。相手はあなたのタグを見て、大抵の場合は、あなたも相手のタグを見て連結するかどうかを決めます。その際に決め手になるのは、人気者になれる、金銭的な利益が得られる、就職に有利になるといったそのタグと連結することで得られるであろう利益です。たいていの場合、こうして社会階層を上がることと多くの承認を得ることはほぼイコールなので、連結がうまくいっている時はお互いに快感を得ることができます。

しかしこの関係はどちらかのタグの価値が下がったとき、突然終わりを迎えます。そのタグと連結していると自分のタグの価値が下がるので、タグの価値が暴落していない側が見切りをつけます。やせたら突然告白されて彼氏ができた、カースト上位の女子が親しげに話しかけてきたという状態は、「タグ付けする関係」の中であなたを見定める人々が、あなたのタグの価値が上がったと判断した結果です。他方、太ったら別れを切り出された、仕事を辞めたら恋人が自分のもとを離れたといった状況は、相手から見たあなたのタグの価値の下落が、連結切断の契機と考えられます。

また「タグ付けする関係」は、相手との関係性を変えたくない時、より前向きな言い方をすれば、相手との関係性を安定させる上でも有効に働きます。例えば教員と学生、医師と患者といったタグのもとで関係性が作られた場合、それぞれは、それぞれのタグが課す制限の範囲内で関係性を作ります。この制限のため、卒業をすれば、あるいは治療が終われば、そこで結ばれていた関係のほとんどは解消されます。タグによる制限が、互いの人格の過度な交流をせき止め、契約終了時の人間関係の解消を容易にしているのです。

「タグ付けする関係」はともすると世知辛く、温かみがないように感じられますが、このような関係性によって私たちの社会は支えられていることをまず知っておくことが重要です。企業家が損失を生みかねないビジネスパートナーと関係性を結べば、そこで働く社員にまで悪影響が及びかねません。従ってその人にどんなタグがついているかは当然ながら慎重に吟味されるでしょう。面接では対応できないほどの就活生が一企業にエントリーシートを提出したら、学歴といったタグでふるいにかけざるをえない状況が生じるはずです。スーパーマーケットに行くたびに、店員と客以上の関係性が生まれていたら、スムーズな買い物はとてもできません。私たちの生活が社会の様々な仕組みに支えられ、私たちもその仕組みを動かし、維持する一員として存在する以上、私たちは他者からタグ付けされることに耐えねばならず、そして自分も同じことをしていることをまず認める必要があるのです。

したがって問題は、「タグ付けする関係」そのものではありません。そうではなく、生きる上での関係がタグ付けされる関係に満たされた結果、自分の価値までもその関係の中で判断してしまい、さらにはその関係の中で愛されようとしてしまうこと、そしてその結果、それ以外の関係性のあり方に目を開くことができなくなることです。

「タグ付けする関係」において、あなたは点であるゆえ、他人との比較に容易にさらされます。そこで愛されるためには、より秀でていたり、目を惹《ひ》く特徴を兼ね備えたりする必要が生じますから、あなたは自分自身を他人との無限比較に追いやります。すでに述べたように、このような形で他人から選ばれようと頑張ってしまうことが、恐れと不安を生むことはいうまでもありません。

「タグ付けする関係」は、SNSの登場により、これまで以上に生活の隅々に浸透しました。みなさんの予想に違わず、「タグ付け」という言葉を私はSNSから取っているのですが、SNSは大変便利なツールである一方、その利用がうつや不安、そしてボディイメージの悪化を生み出すことが多くの研究から明らかにされています。SNSはフォロワー数やいいね！、インフルエンサーとのつながりといった形で人間関係を可視化するため、他の人のそれとの比較を容易にします。他の人よりもフォロワーが多いことは自分の価値がその人よりも高いことを否応なく示唆しますし、影響力のある人にいいね！やフォローでタグ付けされれば、自分自身の価値が上昇したようにどうしても感じられてしまいます。ＳＮＳが個人を点と捉える発想で設計されている以上、「タグ付けし合う関係」がもたらす負の影響を、これらを利用する個人が多少なりとも被り続けるのは避けられないと言えるでしょう。

踏み跡を刻む関係

先ほどお話ししたように私たちは「タグ付けし合う関係」から逃れることができません。しかしこれにあまりに巻き込まれると、他者のニーズばかりを気にする人生が始まり、結果、他者の声に溺れます。自分が他者に呼びかけられることで始まるという事実を認めつつ、でも自分の身体が他者の声で満たされないようにするには一体どうしたらいいのでしょう。

私がここで最後に提示したい処方箋は、**あなたが描いてきたライン、そしてこれから**

描かれるであろうラインの行方を、わくわくしながら面白がり、そしてあなたとともにラインを描いていこうとしてくれる他者に出会うこと。言い換えると、タグ付けする関係でなく、「踏み跡を刻む関係」を作り上げてくれる他者に出会い続けていくことです。

この踏み跡という言葉も先に引用したインゴルドから来ていますが、彼は踏み跡という言葉を散歩という文脈で使います。ここでいう散歩とは、面白そうな店にふらっと立ち寄ったり、きれいな風景に引き寄せられたり、歩きながらの会話に夢中になったりしながら、街をぶらぶら通り抜ける歩みの連なりのことを指します。そこには明確な目的もなく、終了の印が刻まれることもありません。しかしあなたがいかに街に親しみ、そこを通り抜けたかについての踏み跡の記憶はあなたの身体に刻印されます。

「踏み跡を刻む関係」をあなたと結ぶ人は、そんなあなたと世界との関係を面白がり、時には一緒にあなたと世界を通り抜け、あなたとの間で、あなたらしさそのものであるラインを一緒に描いてくれます。ラインは関係性の間に描かれますから、その時あなたも相手のラインを描きます。その意味であなたと踏み跡を刻む関係を作る人は、「らしさ」の軌跡であるラインを、歩みをともにしながら描き合う仲間であると言えるでしょ

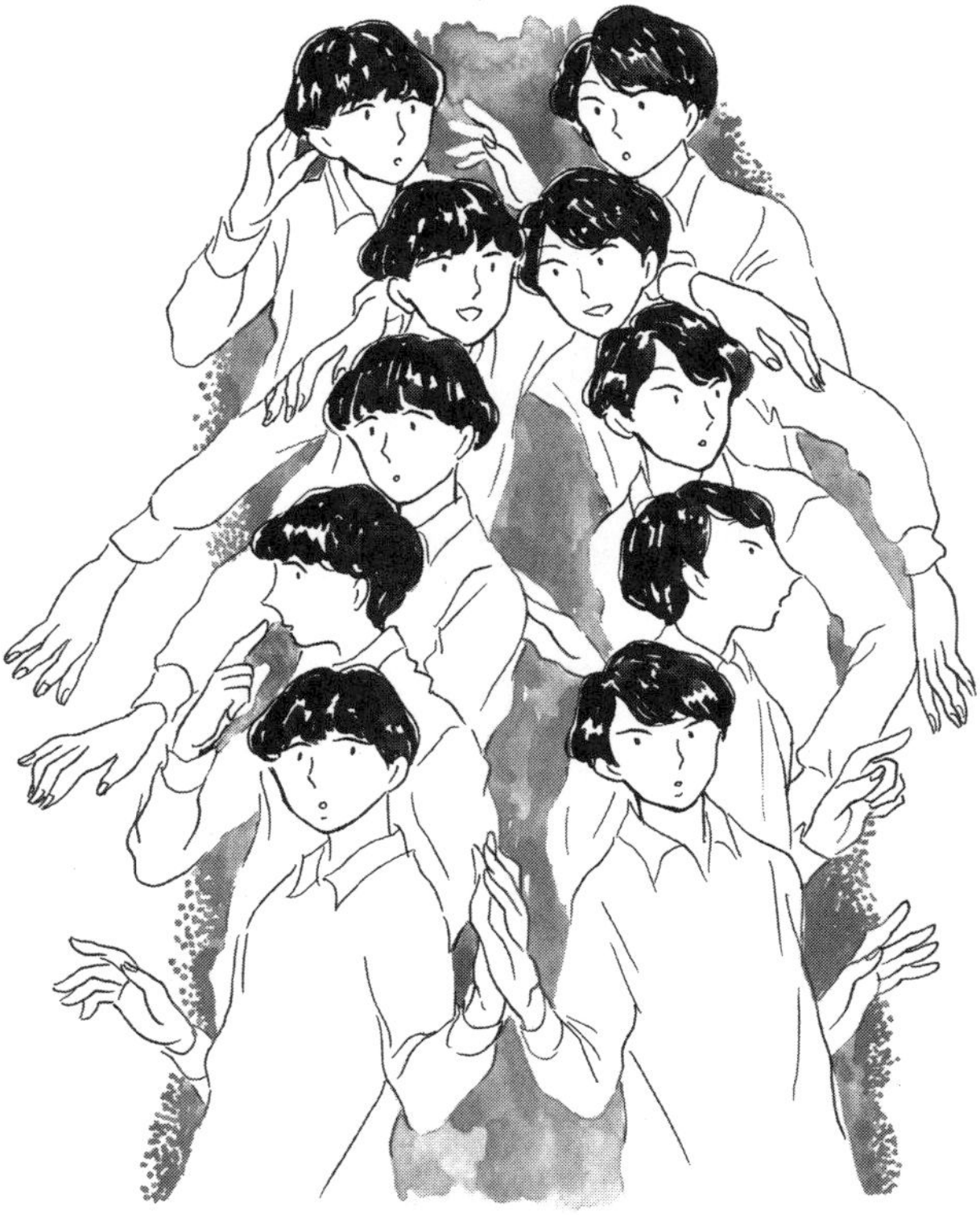

う。

「タグ付けする関係」も、「踏み跡を刻む関係」もどちらも人間関係なので、いずれの関係性においても傷を負う可能性は存在します。ただあなたと「踏み跡を刻む関係」を作った人は、あなたについたタグにそもそも興味がありませんから、あなたのタグの価値が下がったとしても、あなたから手を離すことはありません。それよりもあなたが描いてきたラインとあなたがこれから描くであろうラインの方に信があるため、あなたが傷つきの中でラインを描くことをやめようとしても、一緒に歩もうと手を引いてくれるでしょう。

また「タグ付けする関係」は、タグが課す役割制限により関係性を安定させる分、あなたのラインから動きの幅を奪いますが、「踏み跡を刻む関係」は動きを奪いません。もちろんそのせいであなたが傷つく可能性もありますが、その半面、なんとなくこっちの曲がり角を曲がったら、信じられないほど楽しい世界が広がっていたというような、思いもよらない驚きに遭遇する可能性も残します。

社会には、水を得た魚のように、「タグ付けする関係」の中で巧みにネットワークを作り、上に上に自らを押し上げることができる人もいます。そのような人たちに「踏み跡を刻む関係性」は必要ないかもしれません。しかしタグ付けされる関係の中で、あなたが何らかの傷を負ったことがあるのなら、それとは全く質の異なる関係性がいかに自分を守ってくれるかを感じたことがあるはずです。「踏み跡を刻む関係」というのは、そのみなさんの感覚を私が知る文化人類学の言葉で表したものです。

出会いの在り処

それでは、あなたと「踏み跡を刻む関係」を作ってくれる人たちは一体どこに存在するのでしょう？　残念ながらこの出会いを引き起こすためのマニュアルは存在しません。なぜならそうやって手引きを参照し、自分をそこに当てはめていくその行為こそが、「タグ付けする関係」に自分を巻き込み、他者の声に漂流するあなたを作り上げる端緒になるからです。

このような理由からマニュアルを提示することはできないものの、そのような出会いを引き起こしやすくするための方向性だけはお示しすることができます。「**踏み跡を刻**

む関係」は、「タグ付けし合う関係」が何らかの巡り合わせで揺らぎ、質的に圧倒的に異なるものに生成された、「タグ付けする関係」の変異形です。従って、「踏み跡を刻む関係」に出会いたければ、その契機を含むやもしれない「タグ付けし合う関係」に自らを投じる以外にありません。

これはどういうことでしょう。恋愛やジェンダーについての書籍やコラムで人気の作家のアルテイシアさんが、彼氏ができたことのない奥手の女性との座談会でおっしゃっていることが、この具体例になるので参照しましょう。

参加者1　私は「自己分析して自己完結して終わるクセ」を治したいです。じゃあどう解決するか？　と現実的な手段を考えたいなと。

アルテイシア　現実主義者になるのが恋愛成功のコツだと思う。恋愛トークする時、占いの話から始める女子っているでしょ。「占い師に何月にこういう人と出会うと言われた」とか……「そういう他人頼みや神頼みの姿勢がダメなのでは？」と思うんだけど。

参加者1　恋愛って努力が必ずしも報われるジャンルじゃないから、スピリチュアルに頼りたくなる気持ちはわかるんですけど。

アルテイシア　でも、男に出会いたければ男のいる場所に行かないと。だって「理想のラーメンに出会いたい」と思ったらラーメン屋に行くでしょ？　「理想のラーメンに出会えますように」と神社に行くんじゃなく……。

この座談会でアルテイシアさんは、彼氏を作りたいなら、自己分析するのでも、占いに行くのでもなく、モテ服を着て一人でバーにでも行ったほうがいい、傷つくのも慣れるから、とそこに参加する女性たちにアドバイスをします。大変面白いので是非全文を読んでいただきたいのですが、この対話のポイントは、そうすることで「モテる女になれ」ではなく、モテを体験する中で「モテのくだらなさに気づけ」とアルテイシアさんが強調する点にあります。モテは単なる手段であって、目的はひとりに出会うことなのだからと。

アルテイシアさんのアドバイスは恋愛に限らず、「踏み跡を刻む関係」に出会うためのアドバイスとしても有効です。なぜなら私なりにアルテイシアさんの言葉を嚙《か》み砕くと、モテ服を着てバーに行くことは、「タグ付けし合う関係」に飛び込むことであり、そして、そのひとりに出会うとは、あなたと踏み跡を刻む他者に出会うことに他ならないからです。異なる点があるとすれば、そのような他者を別に恋人や配偶者に限る必要はなく、その人たちは少数ながらも複数いるべきであり、そのような少数の代替不可能な他者と、人生の時々の段階で出会い、時に別れ、ラインを描く生き方が重要であると私が考えている点になります。

『なぜふつうに食べられないのか』に登場する武藤さゆりさんは、このような出会いの中で摂食障害からの回復を果たしました。武藤さんは、高校三年の時に拒食症と診断され、その後、拒食と過食の間を激しく揺れ動くのですが、彼女は、私の調査が進んでいる最中に唯一そこからの回復を果たします。もちろん彼女の回復のエピソードを一般化したいわけではないのですが、皆さんに注目してほしい点は、**武藤さんの回復と、「摂食障害の患者」というタグが外れていく過程が並行している**ことです。

武藤さんの回復のきっかけは、今の夫であるフリーの大工、守さんとの同棲《どうせい》生活でした。さゆりさんはこれまで多くの出会いの中に身を投じ、そして数多くの失敗も経験されているのですが、守さんが特徴的だったのは、さゆりさんのお腹をつまんで「ぽにょぽにょちゃん」とからかうとか、彼女が吐いている時に後ろから覗《のぞ》き込んで「大丈夫?」と声をかけるとかいったように、専門家がタブーとするようなことを平気でやる人であったことです。ここで面白いのはこんな守さんのイレギュラーな対応を、けしからんと怒るのでも、正しい対応を教えようとするのでもなく、「面白い」と武藤さんが思った点です。言い換えると、「摂食障害の患者」というタグと「そのパートナー」というタグが連結される際に適切とされる対応から、守さんは完全に外れたことを言ったりやったりするわけですが、武藤さんは彼のその外れ方を面白がり、そこに乗り込むことができたのです。これは皆がこうすればいいというわけではなく、あくまでも二人がともに描き出したラインの上で、これらの言葉が面白がられたという一つの現象なのですが、その結果、「患者」と「ケアをする人」という関係性から離れた道をさゆりさんは歩き出します。

さゆりさんのご両親は、娘の摂食障害には親の子育てが関わっていると考える医療者の指導のもと、親の会に通ったりなど、きちんと摂食障害について学んでおり、さゆりさん自身も診察の他に摂食障害の専門書を真剣に読み込んでいました。その結果、両者の関係は「摂食障害の娘」と「その親」という形で適切に連結され、状況は悪い方にも動かないのですが、その代わり良い方への転換も起こりません。ところが、そこにふらっと守さんが現れます。もちろんこの出会いだけが回復を導いたわけではありません。ただ、守さんとの出会いにさゆりさんが乗り込み、その関係の中で偶発的に起こる出来事を二人が楽しめたこと。そのことが武藤さんのラインを思いもよらない方向に動かし、「摂食障害の患者」というタグを必要としない生活が生み出された、ということはいえるでしょう。

第五章で紹介した、偶然性をめぐる二〇年の研究歴をお持ちの哲学者の宮野真生子さんは、著書『なぜ、私たちは恋をして生きるのか』（ナカニシヤ出版）の最終章で、議論を恋愛から人と人との関係性の構築の仕方にまで広げながら、次のようにおっしゃいます。

そこにあるはずの偶然性と不確定性に眼を開くこと。ただそれだけのことで、自己と他者のありようは大きく変わる。他者と出会い、日常の根柢《こんてい》にある、関係の中で生成する自己を生きることができるようになる。

人を点としてみなすタグの効果を用い、私たちは他者と安定した関係性を構築しようとします。ですが、私たちについたタグは私たちが描いてきたラインの断片を取り出してまとめて点にし、そこに名前をつけただけのものであり、私たちすべてを表すものではありません。従っていくらタグ付けの関係を構築しても、目の前の他者が、タグが課す役割を超えたふるまいをする可能性は常に残り、実際にそのことが私たちを脅かすこともあります。しかしその他者の不確定性の中にこそ、私たちの存在を点からラインに変える、踏み跡を刻む関係への転換の契機がある場合があり、その偶然に目を開くことができれば、あなたは関係性の中で生成するラインとしての自己に出会うことができる。

宮野さんの言葉をこの章に即して私なりに解釈するとこうなります。

ダイエットの語源は生き方

「タグ付けし合う関係」においては身体もまた、あなたの価値を表現するタグの一つとして働きます。この関係性において見栄えは大変重要な要素ですから、エクササイズをし、栄養学に則《のっと》った食事をし、やせて引き締まった身体を作ることは、「点としてのあなた」についたタグの価値を上げるための適切な戦略です。友人が楽しそうに食べている中でも、あなたは太らないために一人食べないとか、寿司屋にいってシャリを残すという選択は、この関係性においてはそれなりの合理性を持ちます。

ところが踏み跡を刻みながらラインを描く関係において、あなたの外見は「タグ付けする関係」ほどの重要性を帯びません。誰かがあなたと踏み跡を刻む関係を作ろうとしても、あなたが点としての見栄えにこだわり、そこで立ち止まって動くことをやめてしまえば、ラインが伸びゆくことはないからです。

それよりも第八章で展開したように、刻々と変わりゆく無限定空間の世界を知覚しながら通り抜け、その過程で、あなたではない存在とともにラインを描ける能力の方がよっぽど重要になります。そして、あなたが自分をラインとして捉えることに成功すれば、食べ物は点としてのあなたをより美しく見せるために働くあなたの召使から、あなたと世界のつながりを作り出すための仲間のひとりに変化します。食べ物を身体の中に入れるという、世界との関わりを通じ、あなたはよりはっきりと世界の様子を感じとり、それがまたラインの生成を促すでしょう。

ダイエットの語源は生き方（way of life）であり、食事でも、やせることでもありません。にもかかわらず、いつから私たちは、生き方をやせることに変換し、やせることで幸せが訪れるような幻想に陥ってしまったのでしょう。自分を点ではなくラインで捉え、それを自分らしさとみなすこと。その中で踏み跡をともに刻んでくれる他者との出会いの偶然に目を開き、その人たちとともに歩んでいくこと。そうすることで私たちは、身体を体重という数値に、食べ物を栄養素という概念に変換し、それを通じて他者から承認される身体を作ろうとする、現代社会の当たり前から距離を取ることができるはずです。愛されようとして、他者の声に漂流するという呪縛から、自らを解放することができるはずです。

生きるとは、やせるという必死の能動を通し、他者から愛されやすい受動的な点に自らを変換することではありません。生きるとは、自分と異なる様々な存在と巡り会い、その出会いに乗り込みながら、互いを作り出すこと。そして、その現れを手かがりにし、次の一歩を踏み出し、進むこと。生きるとは、そんな出会い、現れ、歩みの連なりであるはずです。

おわりに

もっとうまくやりなさい。

私はこれまでの人生でこの言葉を何度言われたかわかりません。そしてこの言葉を私にかけてくれる人は、たいてい私のことを親身になって心配してくれる人たちでした。

人間関係のバランスを見ながら、適切な立ち位置に自分を持っていく。何かやるときはまず味方を作って外堀を固める。なんでもまっすぐぶつかるのではなく回り込む方法を考える。私が危なっかしい動きをし、つまずくのを見るたびに、私を心配する人たちは「もう少しうまくやりさえすれば……」、本当にそう思っていたのだと思います。

言われていることは、頭ではよく理解できました。だからこそ何度も何度も「うまくやる」ことを試みました。でもそれはやる度に空回りし、うまくやれる人と自分の差に愕然《がくぜん》とするばかり。うまくやれる人に「うまく使われちゃったなあ」と思うこともありました。

　でも、文化人類学との出会いが、「うまくやれない」ことに悩む二〇代の私の心を和らげてくれました。「うまくやれないのは自分のせいだ」と悩む私に文化人類学は、私を取り巻く「当たり前」と自分自身とのずれを大切にする物事の見方を教えてくれました。「こう生きるべき」、「あなたにはこんな欠陥がある」、そんな形で私自身の修正を迫る「当たり前」は、住む場所が変われば中身も一気に変わり得る、さして恐れることはない強制力であるということも教えてくれました。

「当たり前」を静かに眺めるという世界との付き合い方になじんでからというもの、私を助けてくれた人たちもまた、皆どこかで「うまくやれなさ」を抱えた人たちであることが少しずつ見えるようになりました。やめときゃいいのに退職届の「一身上の理由」を「一心上」と書いてみたり、驚くほどスマートに生きているかと思えば、恋愛でボロボロになって自殺を真剣に考えていたり、親への反抗と怖いもの知らずが行き過ぎて人身事故を起こし、そこから人生を大転換させていたり……。彼ら、彼女らは、様々なうまくやれなさを抱えながらも、それと向き合い、それを自分の強さに変えてきた人たちでした。だからこそ、私の手も離さずにいてくれたのだと思います。

本書で何度も繰り返しましたが、現代社会の「当たり前」の一つは、「あなたらしさ」の賞賛です。しかしこの「あなたらしさ」には罠があり、それは「あなたらしさ」を謳《おう》歌《か》するためには、その「あなたらしさ」を他者に承認してもらわねばならないという陥《かん》穽《せい》です。この罠に陥ると、「あなたらしさ」は、不特定多数の他者を強烈に意識した「〈他者の視線に満たされた〉あなたらしさ」にすり替わります。

性別・年齢問わず、これだけ多くの人がダイエットやボディメイクという言葉の元に身体を変えようと精を出すのは、やせて引き締まった身体が、不特定多数の他者からの承認と羨望を引き出せるからに他なりません。本書は、そんな現代社会の「当たり前」をある程度引き受けながらも、そこから「ずれた」生き方はいかに可能になるのか、それを探す旅でもありました。

私は二〇一五年にシンガポールと日本での拒食と過食の調査をまとめた『なぜふつうに食べられないのか』（春秋社）を上梓《じょうし》しています。こちらでは自己と食べ物の関わりに焦点を当てたため、食べ物・体型との格闘の先にある、他者とどう生きるかという問題への踏み込みは不十分なままでした。したがって本書では、そのとき十分に扱うことのできなかった、他者関係にも踏み込み結んでいます。そして、私は、本書の終章を以《も》って約二〇年にわたる、拒食と過食をめぐる研究に区切りがついたとの実感を得ることができました。

一九九九年に運動生理学から文化人類学に専攻を変えてからというもの「学問はみんなのもの」をモットーに研究を続けて参りました。だから、中高生も手に取るちくまプリマー新書でその区切りを迎えられたことに幸運を感じています。

それではこの場を借り、この本の執筆に当たって力を貸してくださった方々にお礼を申し上げさせていただきます。まず「からだのシューレ」を共に作り上げてくれている、林利香さん、鈴木真美さん、吉野なおさん。皆さんとの何気ない会話が、この本を書くためのたくさんのヒントをくれました。

シューレにゲストで来てくださった、グラビア女優でライターの石川優実さんと助産師の大貫詩織さんには、ジェンダーに関する貴重な話題を提供していただきました。文化人類学者の碇《いかり》陽子さんには肥満嫌悪と医学の関わりを理解するための知見を、糖尿病専門医の杉本正毅《まさたけ》さんには、話題のみならず、糖質制限の歴史的・臨床上の知見を提供して頂きました。社会疫学者の可知悠子さんは統計データの解釈において力を貸して下さり、歴史地理学者の湯澤規子さん、数理科学者の松田雄馬さんは、変化し続ける世界に織り合わされながら生きる人間を捉える上での重要な示唆を下さりました。

また哲学者・宮野真生子さんとの対話が、最終章「世界を抜けてラインを描け！」の執筆にはかかせませんでした。この章のタイトルは、時を同じくして出版される彼女との大疾走の記録、『急に具合が悪くなる』（晶文社）の第9便とタイトルをかぶせてあります。ラインに関する議論に面白さを感じてくださった方は、合わせて手に取っていただければ光栄です。

そして、私のたっての願いで、この本に絵という形で新たな若い想像力を吹き込んでくださった、『日本のヤバい女の子』（柏書房）の著者であるはらだ有彩さん、私の不器用さを引き受けつつ、でもうまく野に放ちながら、最後まで静かに見守ってくださった筑摩書房の橋本陽介さんに心からのお礼を申し上げます。

この本を手に取ってくださる方の中には絶望の淵《ふち》にいたり、生きる希望など何も見えないと感じたりしている方もいらっしゃると思います。でも誰かに愛される点になり、選ばれることを待つのではなく、身近にいる誰かとともにラインを描き、世界を具体的に感じて生きる可能性に目を開くこと。そうすることで、自分自身も、そして世界も少し違った形に見えるのではないかと思います。

「当たり前」とあなたとのずれの中にこそ、あなたにしか引くことのできない、ラインの始まりの契機があるのだから。

夏の夜空を見上げて

磯野真穂

引用・参考文献

はじめに

厚生労働省（二〇一七）「平成二九年国民健康・栄養調査結果の概要」（https://www.mhlw.go.jp/content/10904750/000351576.pdf）

鈴木眞理（二〇〇八）『摂食障害（Primary care note）』日本医事新報社

瀬谷健介（二〇一七）「「ダイエットにマジックはない」 頑張る女の子たちへ、医師からのメッセージ――メリットもあれば、代償もある。」『Buzz Feed News』二〇一七年一〇月八日．（https://www.buzzfeed.com/jp/kensukeseya/high-school-girls-diet3）

藤瀬武彦、橋本麻里、長崎浩爾（二〇一八）「女子学生における痩せ願望及び理想体型と実測体型との関連について――形態数値の明らかなモデル選択による理想体型の客観的評価の試み」『新潟国際情報大学経営情報学部紀要』一号。一―一八頁

安田雅宏、原丈貴（二〇〇八）「自然科学 体型認識と運動習慣から評価した若年男女および女性隠れ肥満者の痩せ願望」『島根大学教育学部紀要』四二巻、一〇七―一一一頁

Elia M. et al.（2011）. THE 'MUST' EXPLANATORY BOOKLET: A Guide to the 'Malnutrition Universal Screening Tool'（'MUST'）for Adults. B. A. f. P. E. Nutrition.

Flegal, K. M, et al.（2013）. "Association of all-cause mortality with overweight and obesity using standard body mass index categories: a systematic review and meta-analysis." *JAMA* 309(1): 71-82.

Han Z, et al. (2011). "Maternal underweight and the risk of preterm birth and low birth weight: a systematic review and meta-analyses." *Int J. Epidemiol* 40(1): 65-101.
Saito, S. and S. Izumi Barton (2017). "Ideal Body Image Assessment Among Japanese Women." Basic and Applied Social Psychology 40: 1-5.
Tokunaga K, et al. (1991). "Ideal body weight estimated from the body mass index with the lowest morbidity." *Int J Obes* 15(1): 1-5.

第一章

浜本満、浜本まり子共編（一九九四）『人類学のコモンセンス――文化人類学入門』学術図書出版社
蛭川立（二〇〇二）『彼岸の時間――〈意識〉の人類学』春秋社
吉岡郁夫（一九八九）『身体の文化人類学――身体変工と食人』雄山閣出版
Isono, M. and R. Hayashi (2018). "An Anthropological Exploration of the Extreme Preference for Thinness among Young Japanese Women." *Appearance Matters 8*. Bath, UK. 2018/6/13-6/16

第二章

菅野仁（二〇〇八）『友だち幻想――人と人の〈つながり〉を考える』ちくまプリマー新書
鷲田清一（二〇一五）『「聴く」ことの力――臨床哲学試論』ちくま学芸文庫

第三章

浅野千恵（一九九六）『女はなぜやせようとするのか――摂食障害とジェンダー』勁草書房

石川優実（二〇一八）「だってわたし、可愛くないから。の呪い」二〇一八年二月一二日（http://www.ishikawayumi.jp/entry/kawaikunai.180212）
磯野真穂（二〇一五）『なぜふつうに食べられないのか——拒食と過食の文化人類学』春秋社
国立社会保障・人口問題研究所（二〇一七）「現代日本の結婚と出産——第一五回出生動向基本調査（独身者調査ならびに夫婦調査）報告書」
四方田犬彦（二〇〇六）『「かわいい」論』ちくま新書

第四章

碇陽子（二〇一八）『「ファット」の民族誌——現代アメリカにおける肥満問題と生の多様性』明石書店
井土亜梨沙（二〇一七）「「ブタ」と罵られたアイドル、ダイエット失敗で活動休止に　摂食障害の研究者「危険な演出」と指摘」二〇一七年九月二〇日（https://www.huffingtonpost.jp/2017/09/20/bis-pour-lui_a_23217324/）
厚生労働省（一九四七）「国民の栄養の現状」厚生労働省（http://www.nibiohn. go.jp/eiken/chosa/kokumin_eiyou/）
厚生労働省（二〇一八）「平成二九年国民健康・栄養調査結果の概要」
国立青少年教育振興機構（二〇一八）「高校生の心と体の健康に関する意識調査報告書——日本・米国・中国・韓国の比較」（https://www.niye.go.jp/kanri/upload/editor/126/File/gaiyou.pdf）
田嶋嶺子（二〇一七）「「元気な笑顔」より優先されるべきものはない。〝アイドルと体重〟についてファンが思うこと——「BiS」のプー・ルイさんの記事を読んで」二〇一七年九月二二日（https://www.huffingtonpost.jp/ryoko-tajima/japanese-diet-idol_a_23218788/）

野邉まほろ（二〇一七）「「0.4 kg」の体重の増加に、涙を流す女性たちへ――「BiS」のメンバー、プー・ルイさんのダイエット企画動画を見て」二〇一七年九月二三日（https://www.huffingtonpost.jp/mahoro-nobe/diet-idol_a_23220140/）
ジャン・ボードリヤール（一九九五）『消費社会の神話と構造　普及版』今村仁司、塚原史訳、紀伊國屋書店
美馬達哉（二〇一二）『リスク化される身体――現代医学と統治のテクノロジー』青土社
Brown, P. J. and M. Konner (1998). "An Anthropological Perspective on Obesity." *Understanding and Applying Medical Anthropology*. J. B. Peter ed. Pp. 401-413. CA, London, Toronto, Mayfield Publishing Company

第五章

『Oggi』二〇一八年一〇月号、小学館
シモーヌ・ド・ボーヴォワール（二〇〇一）『決定版　第二の性〈I〉事実と神話』「第二の性」を原文で読み直す会訳、新潮文庫
水島広子（二〇一四）『女子の人間関係』サンクチュアリ出版

第六章

ダニエル・L・エヴェレット（二〇一二）『ピダハン――「言語本能」を超える文化と世界観』屋代通子訳、みすず書房
河合香吏（二〇一六）「野（フィールド）から紙（ペーパー）へ――生態人類学のドキュメンテーション」

春日直樹編『科学と文化をつなぐ――アナロジーという思考様式』東京大学出版会、一九四―二一二頁
川田順造（一九九八）「メタサイエンス、そしてマイナーサイエンス」船曳建夫（編）『21世紀学問のすすめ　文化人類学のすすめ』筑摩書房、三九―六三頁

第七章

磯野真穂（二〇一六）「ご飯はこうして「悪魔」になった――大ブーム「糖質制限」を考える」『現代ビジネス』二〇一六年一〇月二五日（https://gendai.ismedia.jp/articles/-/49908）
磯野真穂（二〇一七）「白米を食べるとやせる!?――バブル期に誕生した真逆ダイエットとは」『現代ビジネス』二〇一七年一月二一日（https://gendai.ismedia.jp/articles/-/50738）
磯野真穂（二〇一七）「シャリなし寿司は健康的か？――「糖質制限が日本人を救う」への疑問」『現代ビジネス』二〇一七年九月一〇日（https://gendai.ismedia.jp/articles/-/52704）
江部康二（二〇一一）『主食をやめると健康になる』ダイヤモンド社
江部康二監修、三島学著（二〇一七）『「糖質制限」が子供を救う』大垣書店
JCastニュース（二〇〇一）「モデル・マギーが寿司の「ネタだけ」パクリ「職人に失礼」「刺身食ってこい」と大騒動」二〇一六年四月一四日（https://www.j-cast.com/2016/04/14264120.html?p=all）
鈴木その子（一九八〇）『やせたい人は食べなさい――減量常識を破る奇跡の鈴木式』祥伝社ノン・ブック
ジェローム・ブルーナー（一九九八）『可能世界の心理』田中一彦訳、みすず書房
山田悟（二〇一五）『糖質制限の真実――日本人を救う革命的食事法ロカボのすべて』幻冬舎新書
Nakamura Y, et al.（2014）"Low-carbohydrate diets and cardiovascular and total mortality in Japanese: a 29-year follow-up of NIPPON DATA80." *Br J Nutr*, 112(6): 916–24.

Yamada Y, et al. (2014) "A Non-calorie-restricted Low-carbohydrate Diet is Effective as an Alternative Therapy for Patients with Type 2 Diabetes." *Internal Medicine* 53(1): 13-19.

第八章

石倉俊明（二〇一九）「複数種世界で食べること――私たちは一度も単独種ではなかった」『たぐい』一号、亜紀書房、四六―五四頁
岩佐光広（二〇一六）「産後の食物規制のオルタナティヴな捉え方――ラオスでの産後の食物規制の「生きられた経験」へのアプローチ」谷川竜一、原正一郎、林行夫、柳澤雅之『衝突と変奏のジャスティス』青弓社、一三八―一六〇頁
江川紹子（二〇一九）「「ぜひ勇気をもって相談を」「摂食障害を甘く見てはいけない」――執行猶予判決を受けた原裕美子さんが語る」『Yahoo! News』二〇一八年一二月三日（https://news.yahoo.co.jp/byline/egawashoko/20181203-00106438/）
江川紹子（二〇一九）「がんばる。こんなにも応援してくれる人がいるから――原裕美子さん摂食障害と事件について語る」『Yahoo! News』二〇一九年一一月三日（https://news.yahoo.co.jp/byline/egawashoko/20181103-00102538/）
久保明教（二〇一八）『機械カニバリズム――人間なきあとの人類学へ』講談社選書メチエ
逆巻しとね（二〇一九）「喰らって喰らわれて消化不良のままの「わたしたち」――ダナ・ハラウェイと共生の思想」『たぐい』一号、亜紀書房、五五―六七頁
住谷早紀（二〇一八）「【法廷から】元マラソン女王はなぜ万引を繰り返したのか」『産経新聞』二〇一八年四月三〇日（https://www.sankei.com/premium/news/180430/prm1804300011-n1.html）

比嘉理麻（二〇一五）『沖縄の人とブタ――産業社会における人と動物の民族誌』京都学術出版会
ピエール・ブルデュ（一九八八）『実践感覚』今村仁司・港道隆共訳、みすず書房
松田雄馬（二〇一八）『人工知能はなぜ椅子に座れないのか――情報化社会における「知」と「生命」』新潮選書
湯澤規子（二〇一九）『7袋のポテトチップス――食べるを語る、胃袋の戦後史』晶文社

終章

アルテイシア（二〇一五）「「自意識過剰ゆえに自意識過剰な自分を許せない」彼氏できないのは〇〇の準備がないから／オクテ女子座談会（4）」『AM』二〇一五年八月一二日（https://am-our.com/love/218/12274/）
ティム・インゴルド（二〇一四）『ラインズ――線の文化史』工藤晋訳、左右社
宮野真生子（二〇一四）『なぜ、私たちは恋をして生きるのか――「出会い」と「恋愛」の近代日本精神史』ナカニシヤ出版
Oxford Dictionary of English（2005）Second Edition Revised, Oxford University Press

おわりに

はらだ有彩（二〇一八）『日本のヤバい女の子』柏書房

chikuma primer shinsho

ちくまプリマー新書336
ダイエット幻想《げんそう》　やせること、愛《あい》されること
二〇一九年十月十日　初版第一刷発行
二〇二五年四月二十日　初版第五刷発行

著者　磯野真穂（いその・まほ）

装幀　クラフト・エヴィング商會
発行者　増田健史
発行所　株式会社筑摩書房
東京都台東区蔵前二－五－三　〒一一一－八七五五
電話番号　〇三－五六八七－二六〇一（代表）
印刷・製本　株式会社精興社
ISBN978-4-480-68361-8 C0277 Printed in Japan